作りおき
シリーズ
食事療法

忙しいあなたのための

時短 カンタン 糖尿病ごはん

女子栄養大学 栄養クリニック監修

女子栄養大学出版部

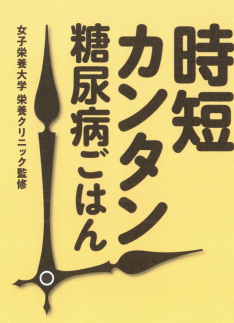

〜はじめに〜
途方に暮れているあなたに

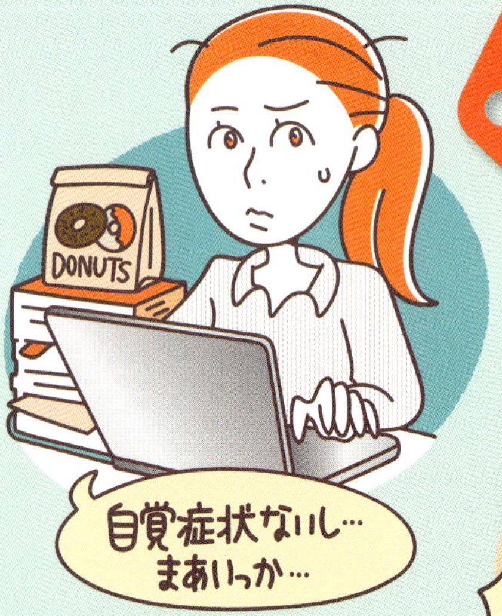
自覚症状ないし…
まあいっか…

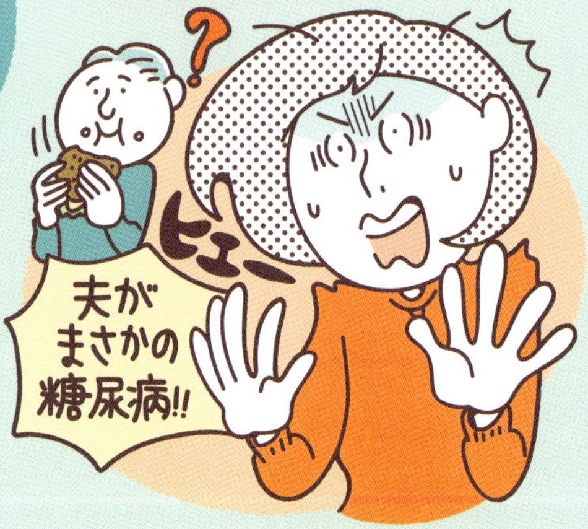
ヒュー
夫がまさかの糖尿病!!

いま日本では、糖尿病患者が年々増加し、1千万人を超えているといわれています。その背景には、急速に進む高齢化とともに、肥満人口の増加があるようです。実際、糖尿病が増えてくる40～50歳代では、男性の3人に1人が肥満（BMIが25以上）という結果も出ています。

本書を手にとったみなさんは、すでに本やインターネットで糖尿病についていろいろ調べてみましたか？　食事療法がたいせつだとわかって、頭をかかえていませんか？

糖尿病は、初期には痛みや自覚症状がありません。そのため、症状が出るころにはかなり悪化しているということがよくあります。糖尿病や、糖尿病予備群と診断された人は、今すぐ食事内容を見直し、悪い生活習慣を改善しましょう。

……とはいえ、現代の日本では40歳代はもちろんのこと、50歳代、60歳代でもまだまだ働き盛りです。仕事だけでなく、子育てや親の介護に追われている人もいるでしょう。

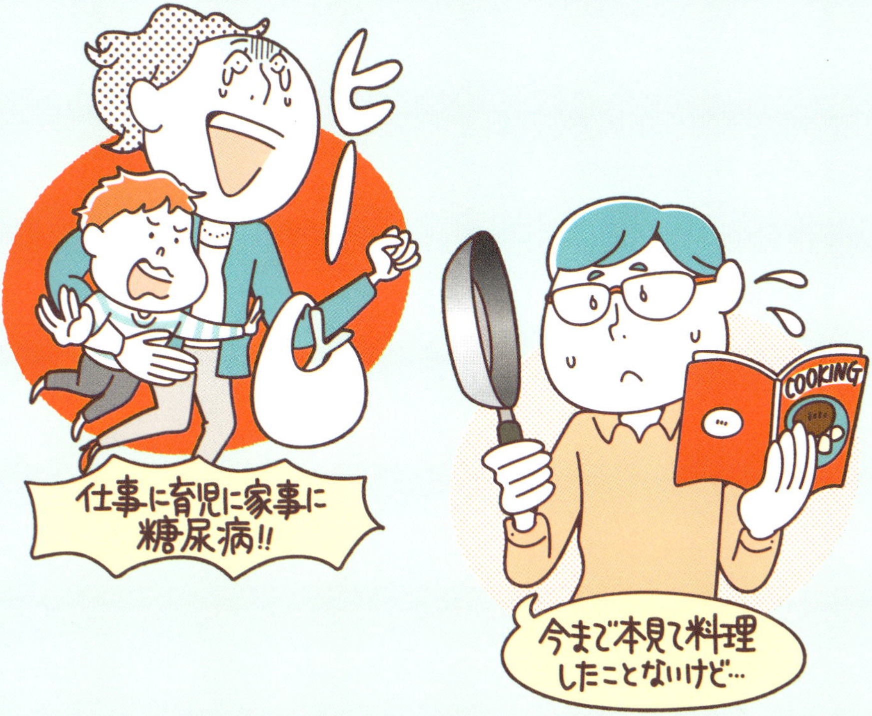

時間がない中で、病院のように厳密な栄養価計算のもと、毎日3食しっかりと整えることは容易ではありません。そこで本書では、できるだけ身近な食品を使い、できるだけ少ない工程で調理できるレシピをたくさんご紹介しています。

また、本書のレシピはすべて2人分となっています。野菜がたっぷりで脂質や塩分が控えめの料理は、糖尿病ではない人にもおすすめのヘルシー料理です。自分が糖尿病なら、パートナーの分もいっしょに作ってみてください。パートナーが糖尿病なら自分の分もいっしょに。ただし、盛りつけは1人分にしましょう。

食事療法はあきらめずにやってみること、そして続けることです。これまでに作ってきた日々の料理の延長線上で、まずはできることから始めてみませんか?

女子栄養大学　栄養クリニック
教授　蒲池桂子

CONTENTS

きのこ

3章 野菜の作りおきおかず

4章 「おかずのもと」を作りおき

5章 野菜がとれるヘルシーな主菜

6章 食物繊維プラスのごはん&めん

この本の決まりごと

●レシピにはおもな調理法を示しています。

●食品（肉、魚介、野菜、果物など）の重量は特に表記のない場合は、すべて正味重量です。正味重量とは、皮、骨、殻、芯、種など、食べない部分を除いた、実際に口に入る重量のことです。

●1カップ＝200㎖、大さじ1＝15㎖、小さじ1＝5㎖です。

●塩は小さじ1＝5gのものを使用しました。

●だし汁は特に記載のない限り、こんぶと削りガツオでとった和風だしを使用しています。市販のだしの素を使用する場合は、パッケージの表示通りに薄めてお使いください。

●電子レンジは600Wのものを使用しました。加熱時間は目安です。お使いの機種に合わせて加減してください。

●塩分とは、ナトリウムの量を食塩に換算した食塩相当量を指します。

こんな食習慣、身に覚えはありませんか？

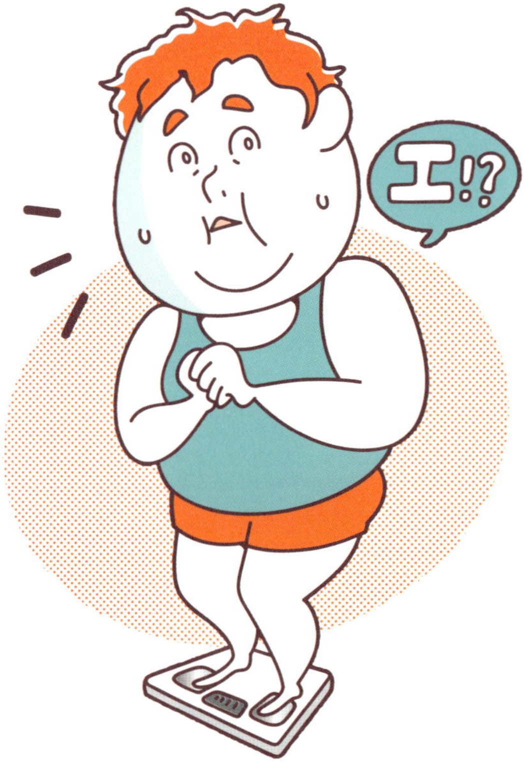

糖尿病は生活習慣病の一つです。生活習慣病とは、偏った食事や運動不足、喫煙、飲酒、ストレスなどの生活習慣が深くかかわる病気の総称です。これらの好ましくない生活習慣が積み重なると発症のリスクが高まります。

糖尿病とは、膵臓《すいぞう》から分泌されるインスリンというホルモンの不足や作用低下によって、血液中に多量のブドウ糖が含まれる状態（＝高血糖）が続く病気です。

日本人は、欧米人に比べると血糖値を下げるインスリンの分泌が少ない遺伝子を持っているうえ、脂肪の多い食事が増えたことや運動不足などが重なり、糖尿病患者数が増えたと考えられます。飽食の時代といわれる今、だれもが糖尿病になるリスクをはらんでいるのです。

こんな食習慣は見直そう

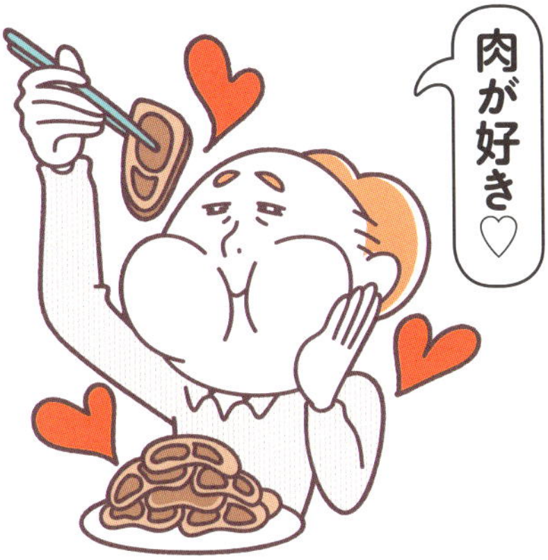

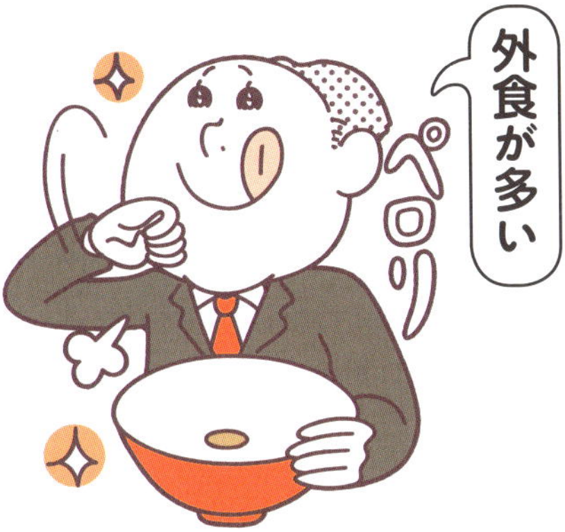
外食が多い
ペロリ

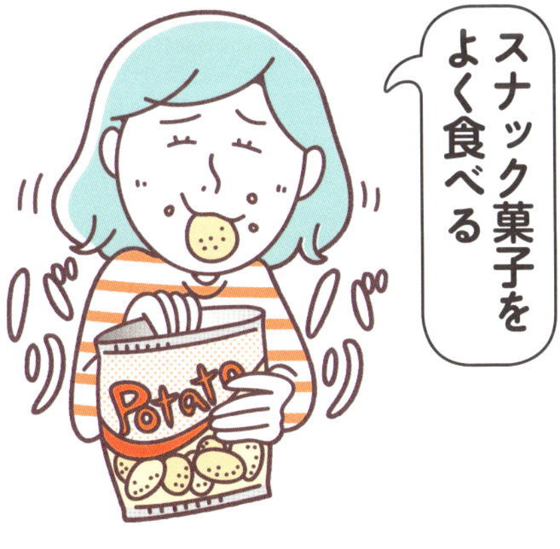
スナック菓子をよく食べる
Potato

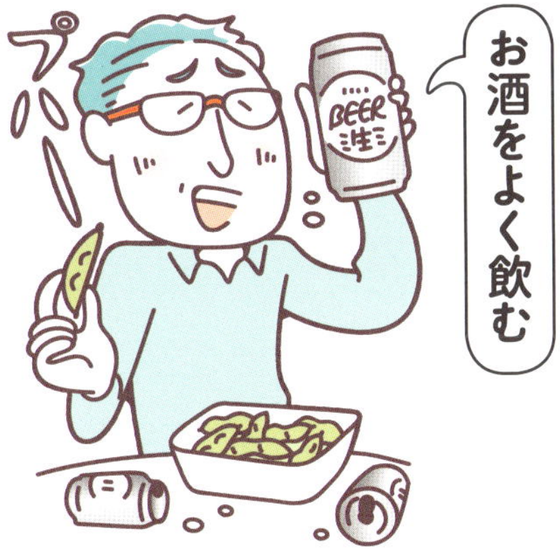
お酒をよく飲む
プハー
BEER

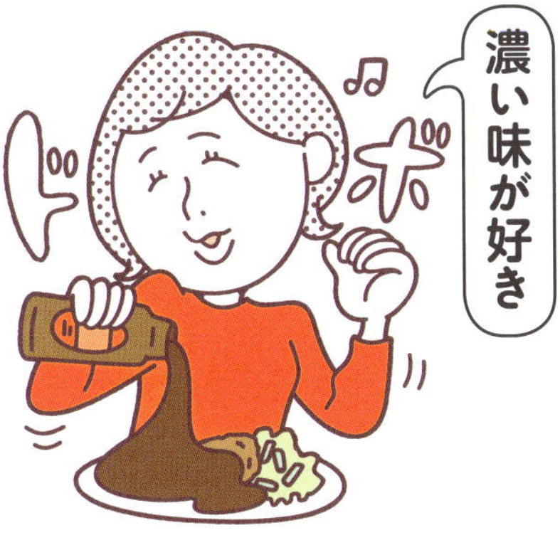
濃い味が好き
ドボ

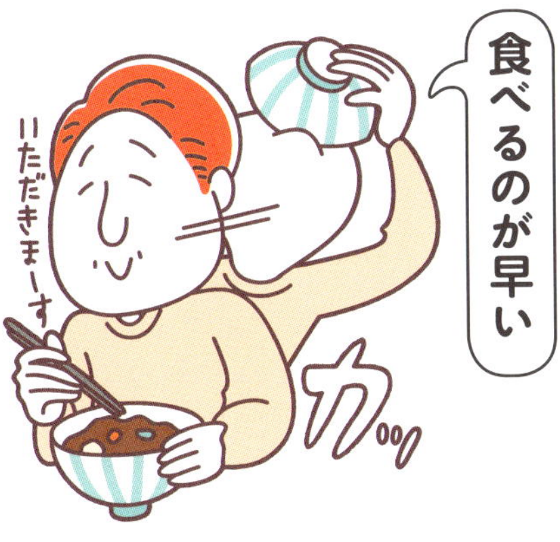

糖尿病でこわいのは合併症です…！

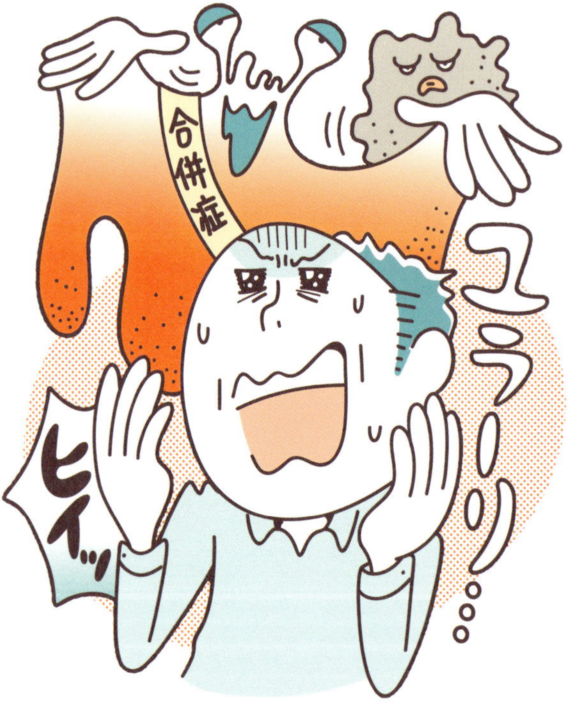

糖尿病の初期は自覚症状がありません。しかし、高血糖の状態を放置しておくと、全身の血管や神経が傷つき、高い確率で合併症を引き起こします。そして動脈硬化を進行させます。

大きな血管とその周囲の臓器に症状が現われる「大血管障害」には、発症自体が命にかかわる心筋梗塞や脳梗塞などがあります。

小さな血管とその周囲の臓器に症状が現われる「細小血管障害」には、三大合併症とよばれる腎症、網膜症、神経障害があります。いずれも、ＱＯＬ（生活の質）に大きな影響をもたらします。

動脈硬化は、糖尿病だけでなく、高血圧や脂質異常症も原因となります。これらを防ぐ食習慣や生活習慣を心がけることも必要です。

おもな合併症

心筋梗塞・脳梗塞（大血管障害）

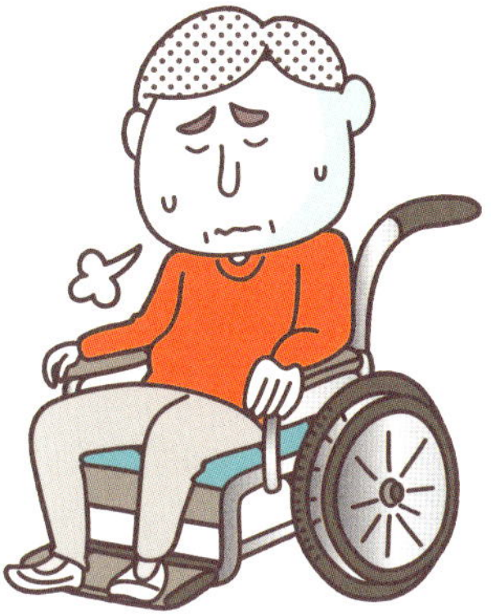

後遺症を患うことも…

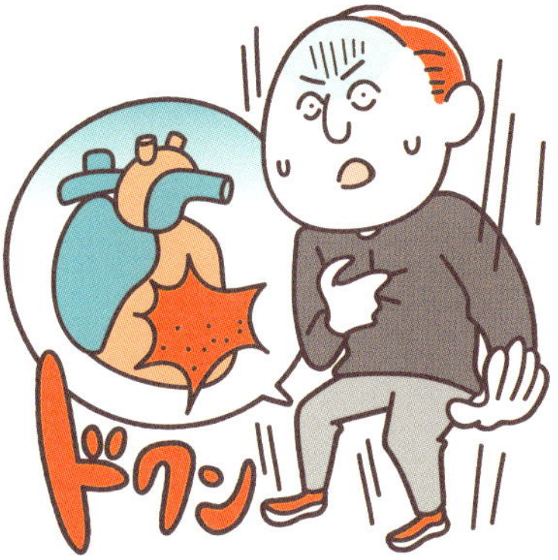

発症自体に命の危険が…

三大合併症（細小血管障害）

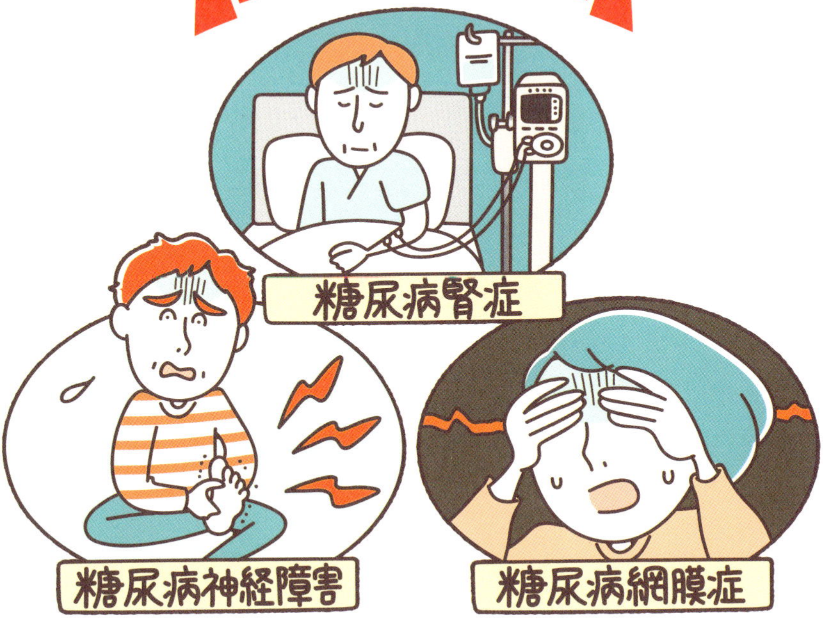

糖尿病の食事療法のポイント

献立の基本

ごはんに一汁二菜が基本の形式です。

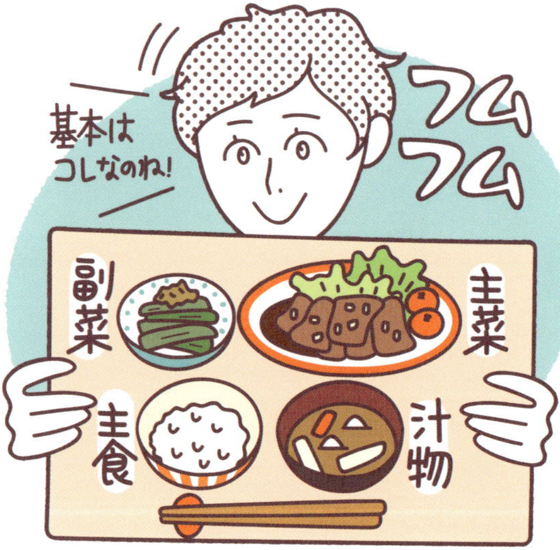

基本はコレなのね!
フムフム
副菜
主菜
主食
汁物

1 適正なエネルギー量

1日に必要なエネルギー量は、性別や体格、活動量や症状の程度など、人によって異なります。目安となる算出方法（計算式）を116ページに示しましたが、かならず医師の指示に従ってください。間食や飲み物、お酒ももちろん、1日あたりの適正なエネルギー量の範囲内に収まるようにします。

2 栄養バランスを整える

食事のときは、「主食（ごはんやパン）」「主菜（肉や魚などのおかず）」「副菜（野菜、きのこ、海藻などのおかず）」「汁物」という料理の組み合わせを意識しましょう。「四群点数法」（118ページ）も参考にしてください。

3 合併症予防を心がける

動脈硬化を防ぐため、塩分や油脂（特に肉類の脂肪やトランス脂肪酸）を控え、食物繊維をしっかりとりましょう。

これだけは覚えて！

血糖コントロールの簡単ポイント

ポイント1 「食べ順」を意識する

栄養素の中で、血糖値を最も急上昇させるのは、ごはんなどに含まれる糖質です。食物繊維を含む副菜や、たんぱく質を含む主菜をごはんよりも先に食べることで、血糖値の上昇がおだやかになります。特に、食事の初めに野菜を食べることを「ベジタブルファースト（ベジファースト）」といいます。食べる順番を変えるだけなので、だれもがとり入れやすい方法です。

ポイント2 食物繊維をたっぷりとる

食物繊維は体内に消化されず、血糖値を上昇させません。ですから、積極的に毎食とり入れるようにしましょう。食物繊維の豊富な野菜や海藻、きのこなどの食品はエネルギーも低いので、減量が必要なときは特におすすめです。

ポイント3 「主食抜き」は逆効果

過度な糖質制限は脂質のとりすぎにつながり、栄養バランスがくずれるためおすすめできませんが、もともと糖質をとりすぎている人が控えることは血糖コントロールに有効です。しかし、「夕食だけごはんを抜く」方法は、翌朝の食事で血糖値が急上昇し、血管への負担が大きくなるため逆効果です。均等に毎食から減らすようにします。

必見！ この本の使い方

こんなときはこの章へ！

肉や魚の量が もの足りない…

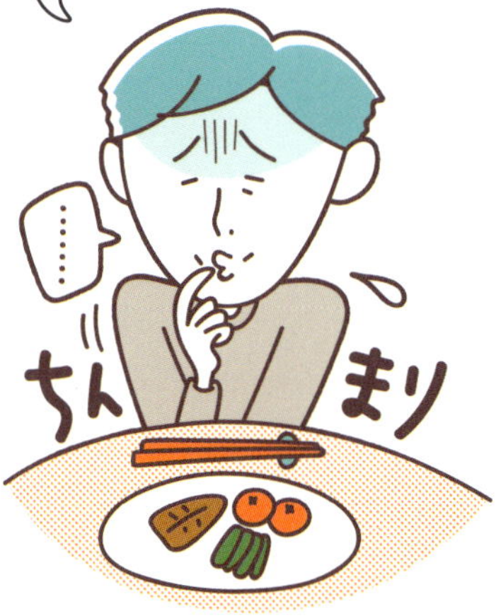

こってりした肉料理や、脂っこいトロなどの食べすぎは禁物。エネルギー量がオーバーするうえ、脂質のとりすぎで動脈硬化のリスクが高まります。

5章 野菜がとれる ヘルシーな主菜 へGO!

主菜は量より質です！ 少量でも満足できる調理のくふうがあり、野菜もいっしょにとれる主菜をご紹介します。

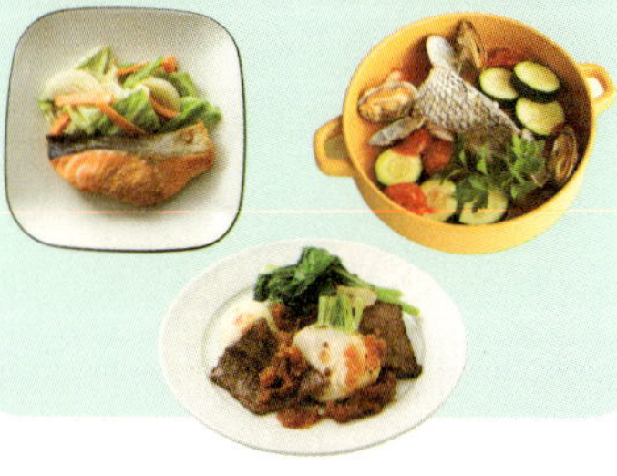

とりあえず、買っておけばいい食材は？

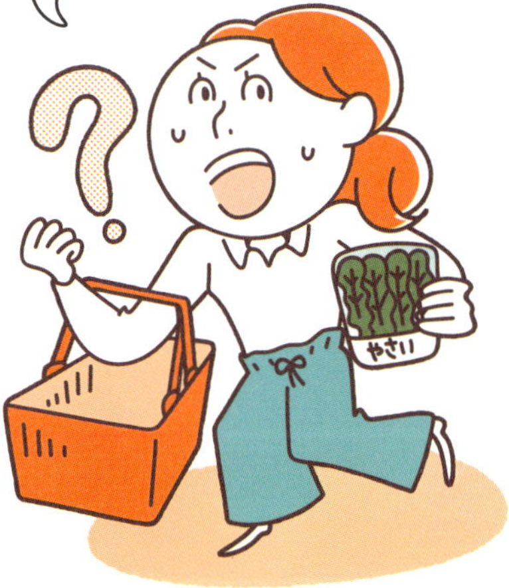

「糖尿病ならこれさえ食べればいい」という食材はありませんが、食後の血糖値の急上昇をおさえる食物繊維は不足しがち。意識的にとりましょう。

1章 常備したい お役立ち食材 へGO!

調理が楽な緑黄色野菜や、食物繊維たっぷりの食材など、おすすめの食品をピックアップしています。

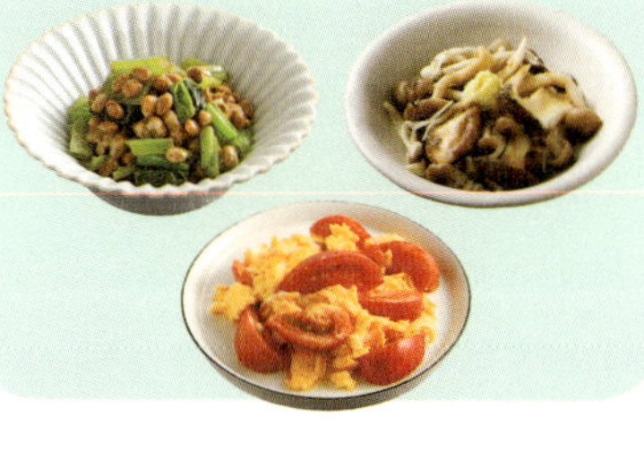

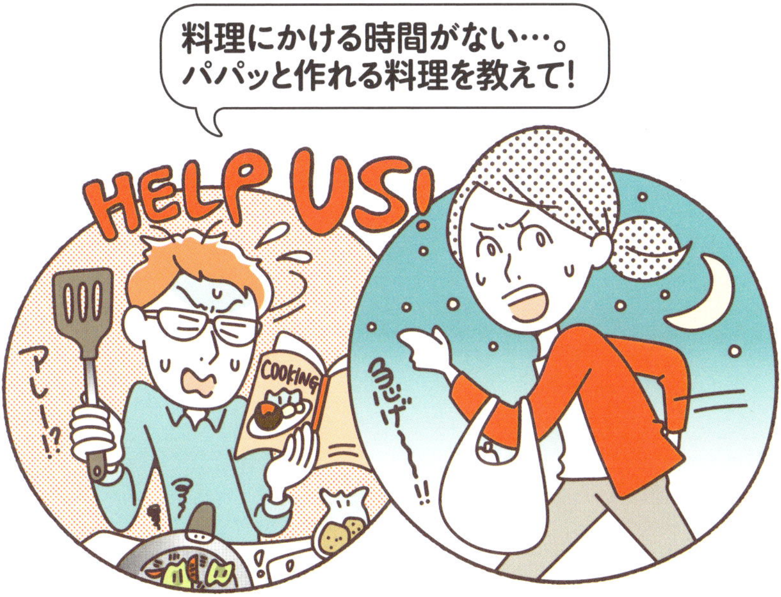
料理にかける時間がない…。
パパッと作れる料理を教えて!
HELP US!
アレー!?
COOKING
急げー〜!!

食事の栄養バランスを整えるためには、幅広くいろいろな食材を食べることが重要です。時短レシピや、品数を減らしても献立の栄養バランスを整えるコツを覚えましょう。

7章 らくらく献立必勝法 へGO!

品数が少なくて時短で作れるうえ、栄養バランスを整え、食物繊維をしっかりとれる献立をご紹介します。

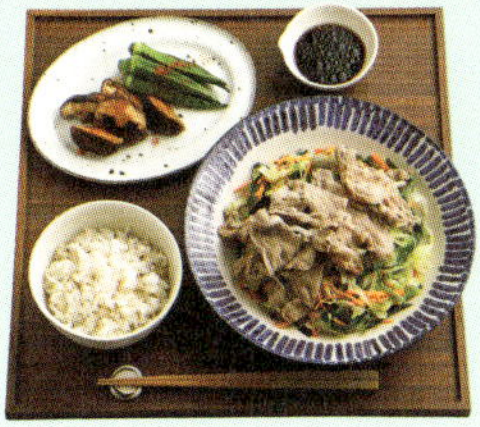

2章 時短調理でベジファースト へGO!

簡単で手早く作れる野菜のおかずをご紹介します。もう1品ほしいときやベジファーストの実践に便利です。

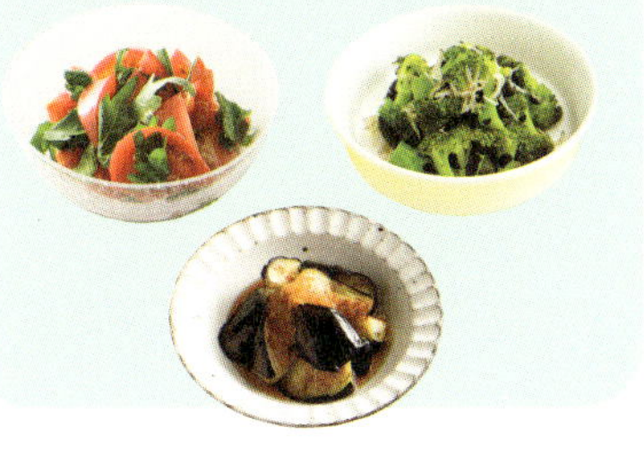

やっぱり気になる
ごはん(糖質)のこと…

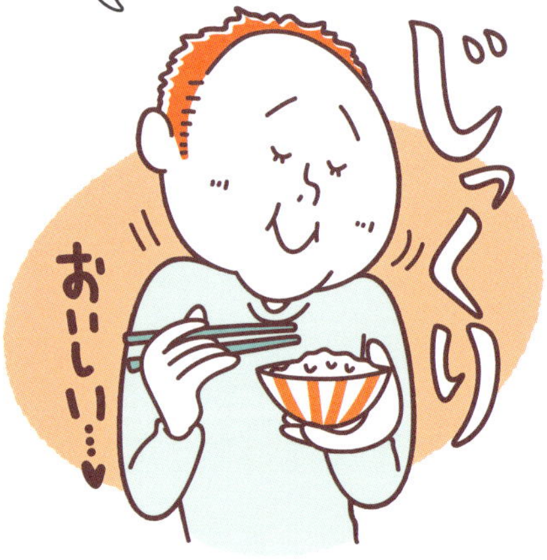

糖質は極端に減らす必要はありません。しかし、ごはんが好きでよく食べていた人は要注意。ごはんのお代わりや大盛りごはんとは「さようなら」です。

6章 食物繊維プラスのごはん&めん へGO

茶わん1杯でも満足できる食べ方や、主食で食物繊維を増やしたり、めん類をかさ増しする方法をご紹介します。

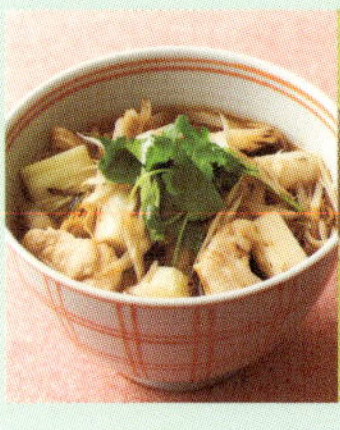

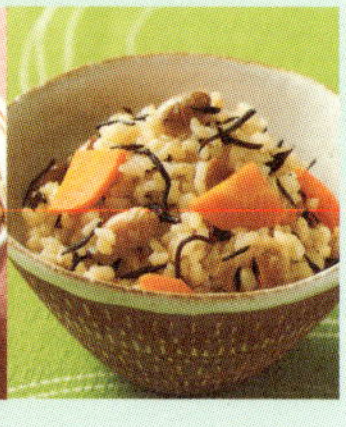

毎日続く食事作り…。
効率のよい方法はある?

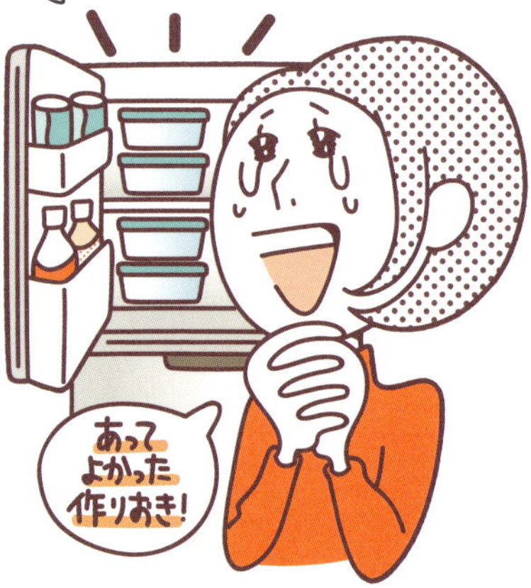

時間のあるときに日もちのする野菜のおかずをまとめて作りおきしておくと、「もう1品」というときに重宝します。小腹がすいたときにも便利。

3章 野菜の作りおきおかず へGO!

お皿に盛るだけで1品できあがり。

4章「おかずのもと」を作りおき へGO!

主菜や汁物などに展開できます。

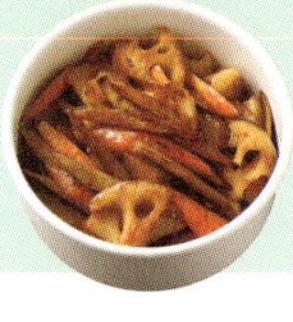

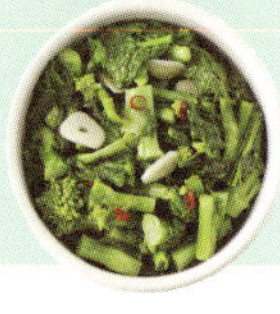

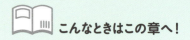

1章

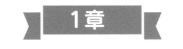

常備したい
お役立ち食材

糖尿病の人が「これさえ食べれば安心!」なんて食材はありません。じゃあなにを食べたらいいの？　と悩んだら、ここで紹介する食材をまずはご常備あれ。不足しがちなビタミンやミネラル、食後の血糖値の急上昇をおさえる食物繊維が豊富、かつ使い勝手がよいテッパン食材を集めました。

これ
買っとこ!

手軽で食べやすい緑黄色野菜

野菜の中でも特に意識して食べたい緑黄色野菜。
使い勝手がよく、栄養が効率よくとれるものはこちら!

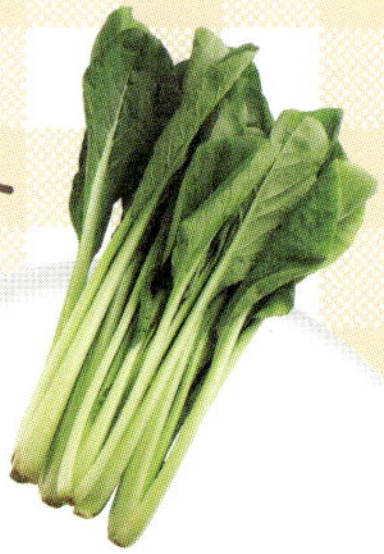

小松菜

葉物の中でも特に鉄を多く含む。
アクが強くないので下ゆでいらず。

➔本書のレシピ…P.29、54など

刻んで塩でさっといためて…

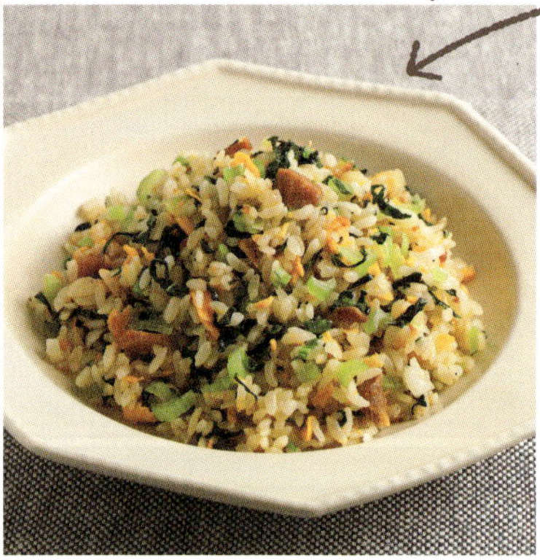

冷凍チャーハンにちょい足し!

レンジでチンして
ざく切りにして…

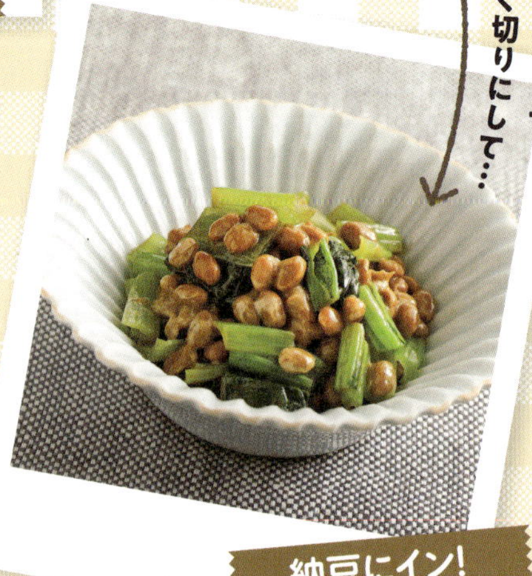

納豆にイン!

緑黄色野菜①

緑黄色野菜とは、原則として可食部100gあたり600µg以上のβ-カロテンを含んでいるもの。ただし、トマトやピーマンのβ-カロテンは、可食部100g中に600µg未満ですが、食べる回数や量が多いことから緑黄色野菜に分類されています。

ブロッコリー

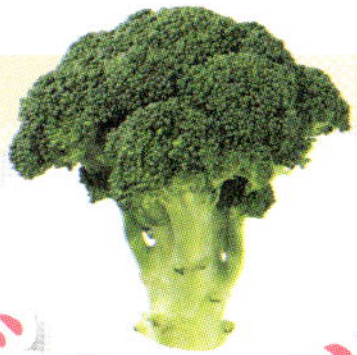

食物繊維のほかビタミン類も豊富。
一度にゆでおきするのがおすすめ。

➡本書のレシピ…P.30、31、68など

マヨネーズに飽きたら…

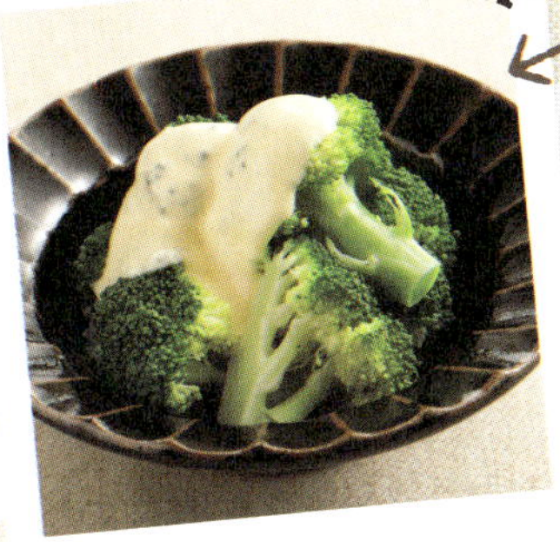

マヨネーズ+すし酢で
タルタルソース風!

にんにくといっしょに
レンジでチンしたら…

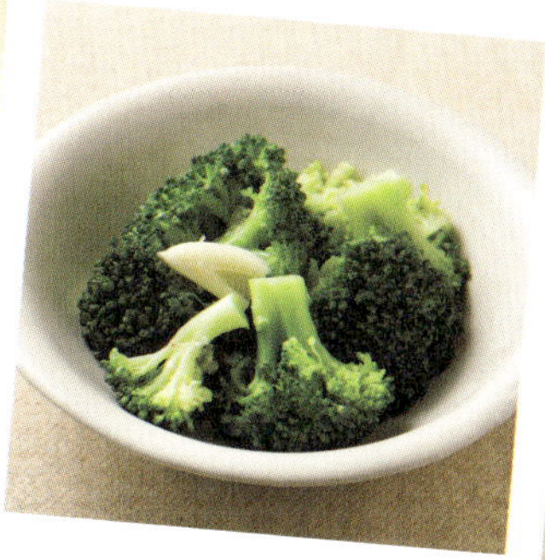

塩とごま油でナムル風!

パプリカ

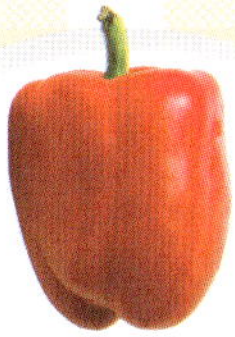

ピーマンよりも甘みがあり、生でも食べられる。
鮮やかな色で、食卓も華やかに。

切るだけでも1品に…

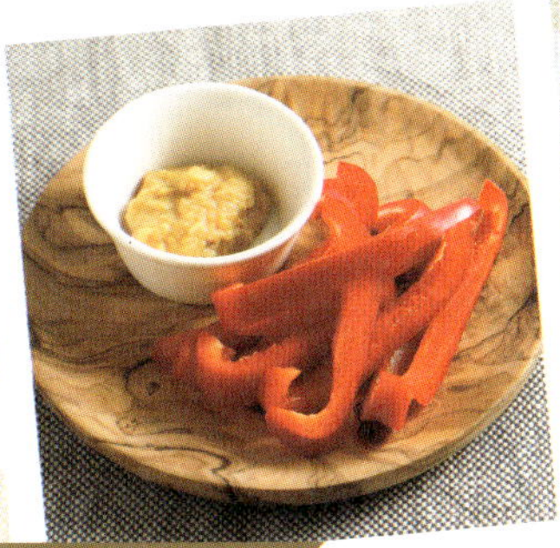

みそ+マヨネーズを添えて!

トースターで丸ごと焼いて、
皮をむくと味がしみやすくなる

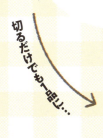

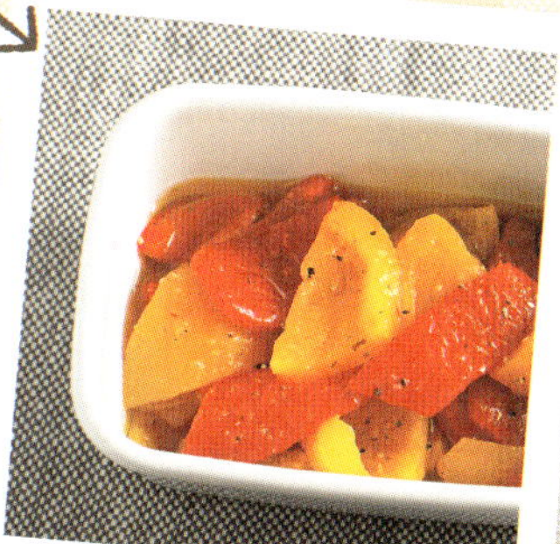

マリネでさっぱり!
オリーブ油とハーブソルトであえて

いつでも
買いやすい!

アレンジ自在のスタメン食材

1年を通して手に入りやすいトマト、玉ねぎ、きのこ。
比較的、低価格なので家計にもうれしい食材です!

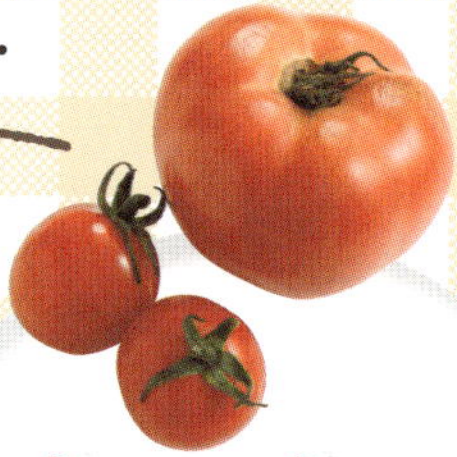

トマト・ミニトマト

夏野菜だが、今では年中栽培されている。ミニトマトのほうが水分が少なく、栄養価は高い。

➔本書のレシピ…P.32など

たくさん食べたいときは…

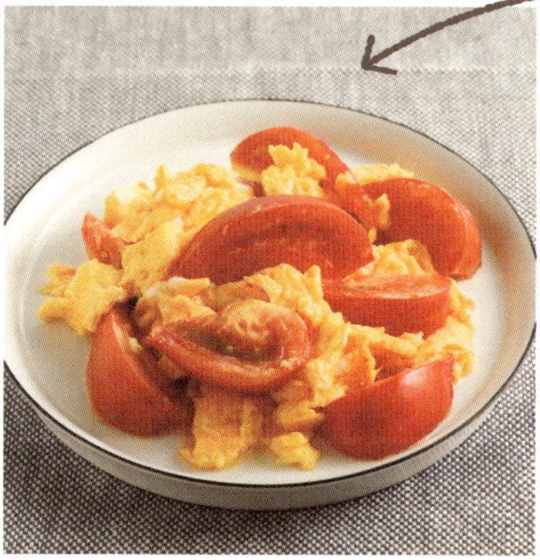

卵といためて!
味つけは塩だけでOK!

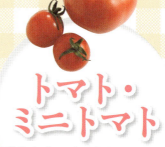

つけ合わせやおやつにも…

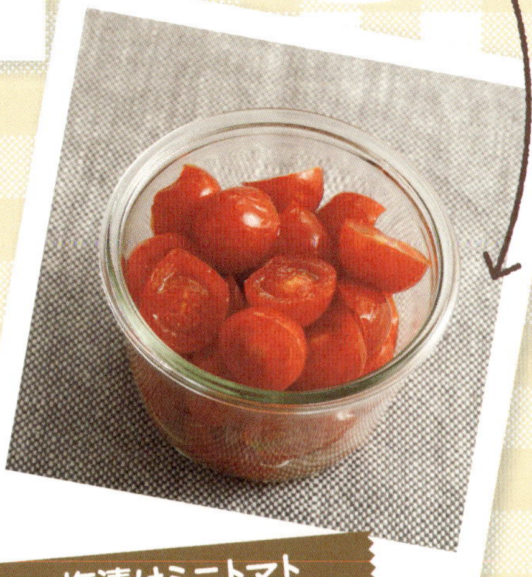

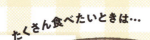

塩漬けミニトマト
重量の2%の塩を混ぜて

冷蔵庫で2〜3日保存可能。

緑黄色野菜②

健康のためには「野菜を1日350g以上、そのうち120g以上は緑黄色野菜が望ましい」といわれています。ただ、かぼちゃのように、緑黄色野菜でも糖質が多いものもあります。それらの食べすぎには注意しましょう(→P.42)。

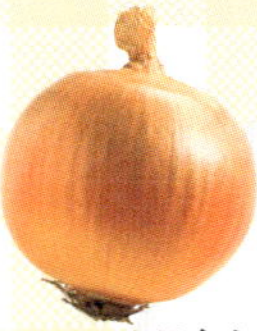

玉ねぎ

日もちがするので、常備しておくと安心。
加熱するとうま味が出て
料理の味のベースになる。

本書のレシピ…P.35など（おろし玉ねぎはP37、88）

切り込みを入れて、
レンジにおまかせ!

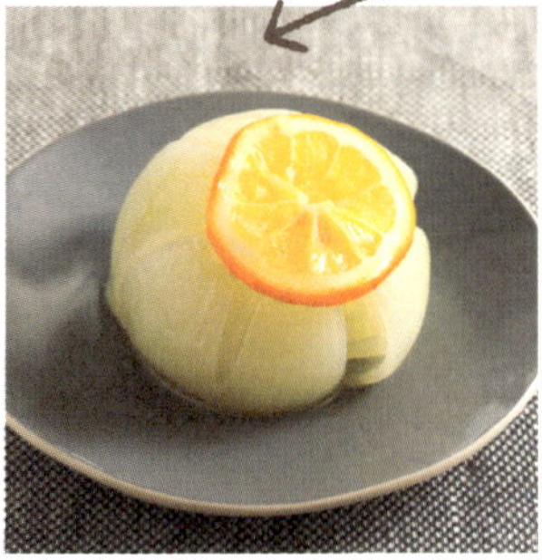

玉ねぎのバターレモン蒸し
バター＋レモン薄切り＋塩少量で

すりおろして
製氷器で凍らせれば…

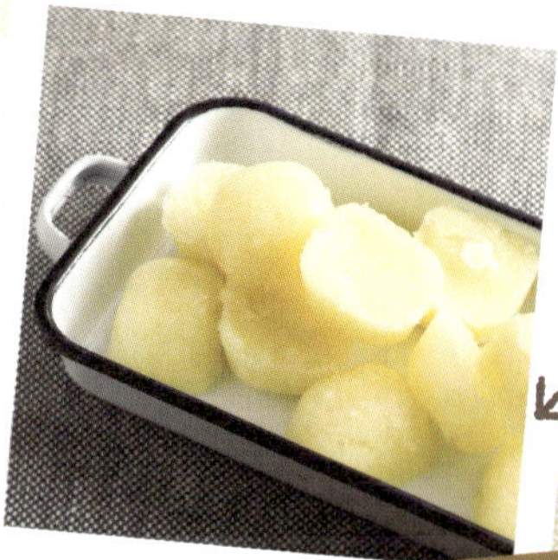

おろし玉ねぎ氷
ポン酢やドレッシングにイン!

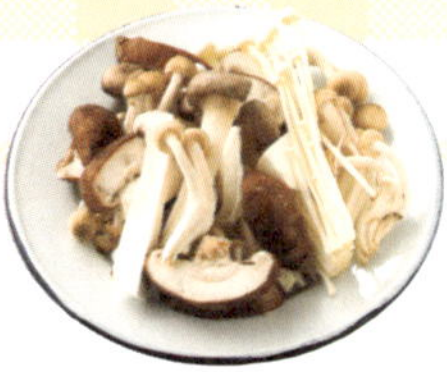

きのこミックス

きのこは食物繊維が豊富なうえ低カロリー。
冷凍保存にしておくと便利。

本書のレシピ…P.40、49、55、62など

ゆでるだけでも1品になる～!

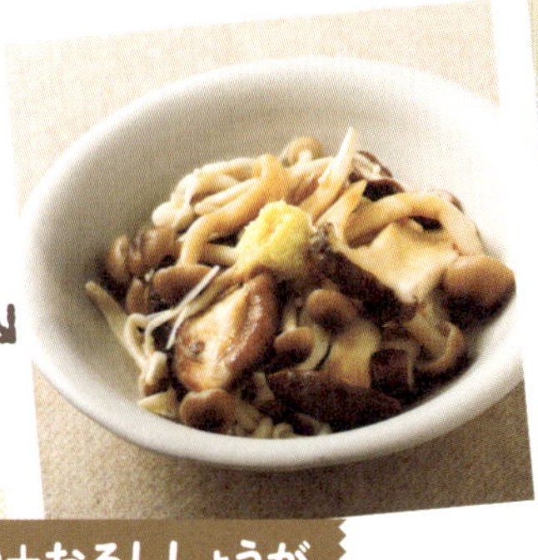

しょうゆ＋おろししょうが
ゆでたきのこにかけるだけ

きのこから出るだしを味わう!

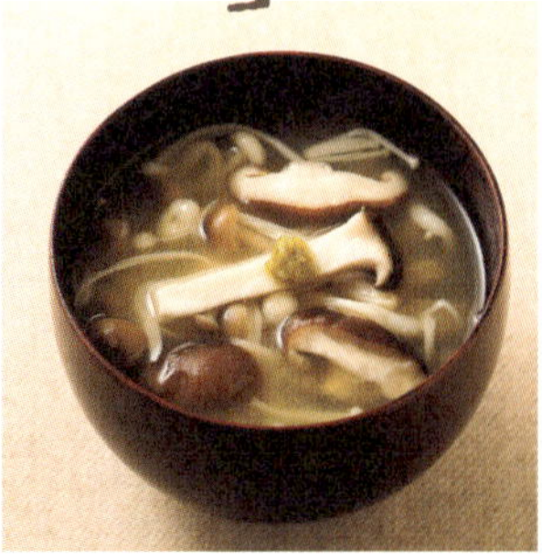

きのこのみそ汁＋ゆずこしょう
ゆずこしょうで味がキリッとしまります

栄養が
ギュギュッ！

すぐ食べられる豆&スプラウト

豆類は、不足しがちな食物繊維を効率よくとれる食品。
植物の新芽であるスプラウトは栄養がぎっしりです。

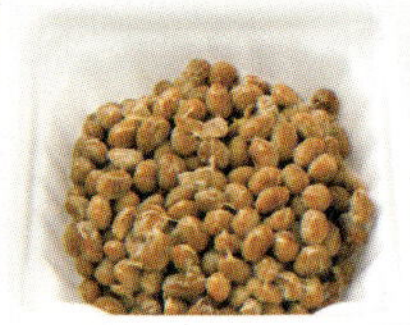

納豆

ネバネバの食感が独特の食材。
食物繊維や鉄、ビタミンKなどが豊富。
冷凍保存も可能。

本書のレシピ…P.107

しょうゆに飽きたら…

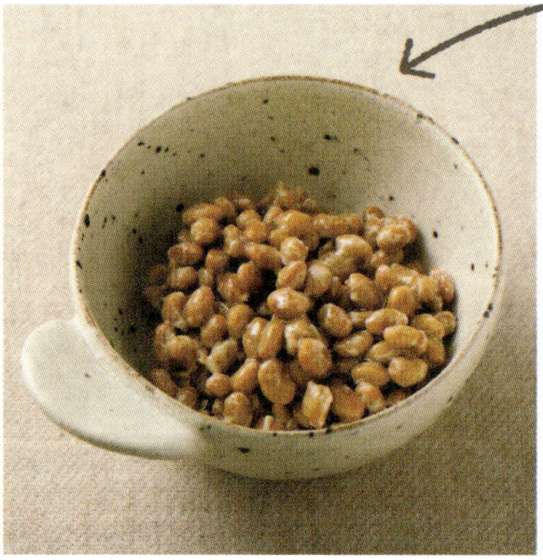

ポン酢&オリーブ油がけ

ネバネバ食感と好相性

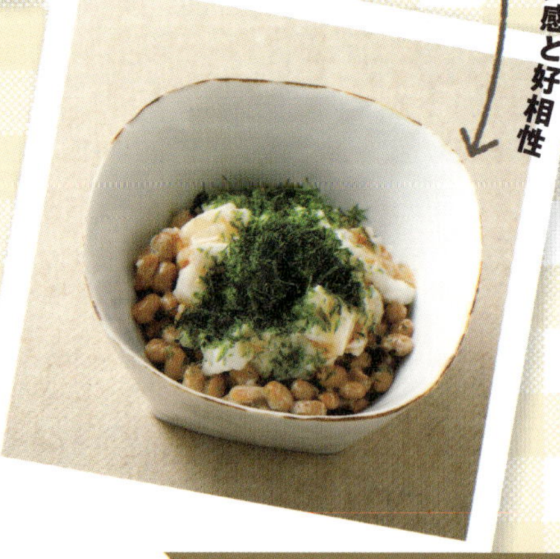

たたき長芋&青のりがけ

大豆の栄養

納豆の原料である大豆は、「畑の肉」といわれるほど植物性たんぱく質が豊富で、食物繊維も多く含まれます。ほかの豆類よりも糖質が少なめなので、血糖値コントロールのためには、おすすめの食材の一つです。

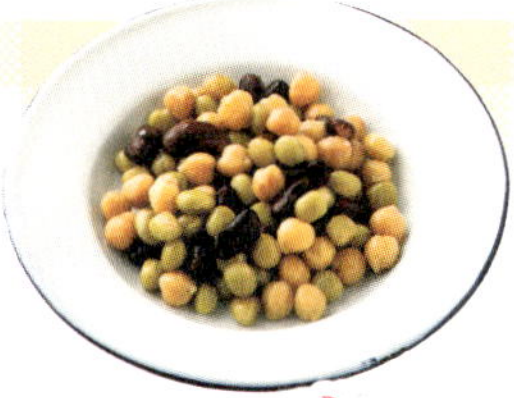

ミックスビーンズ

数種類の豆類が加熱処理されたもの。缶詰めやレトルトパウチの商品が便利。

➔本書のレシピ…P.30

刻んだピクルス+オリーブ油で…

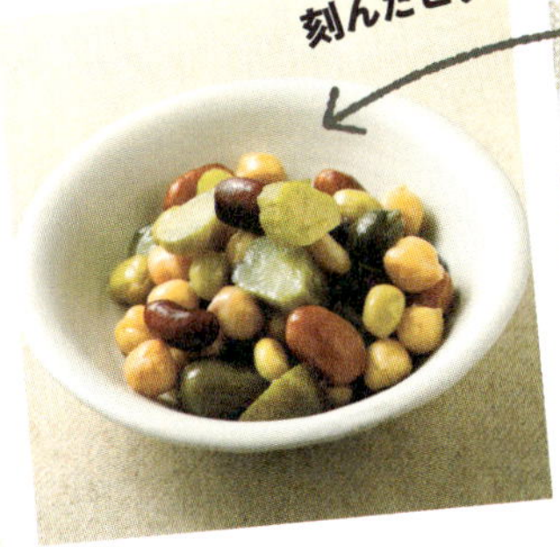

食感が楽しいマリネに！

プレーンヨーグルトであえて…

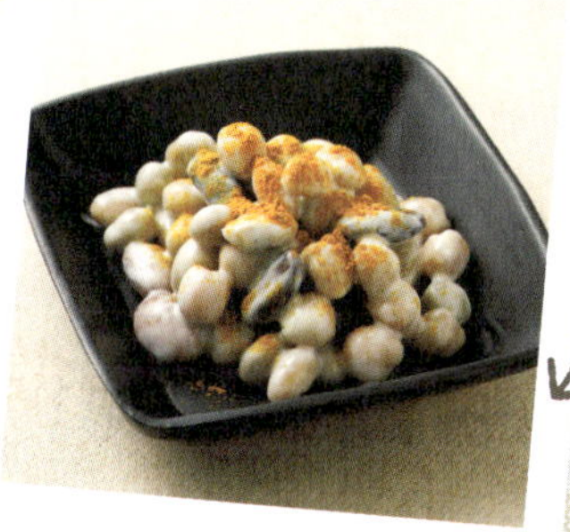

ヨーグルトサラダに！
塩+にんにく+カレー粉を加えてインド風

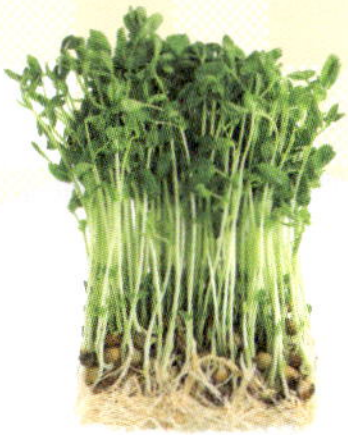

豆苗

豆類に多いカルシウムや鉄のほか、ビタミンAやCも豊富。くせがなく、生でも食べられる。

鶏がらスープに入れて…

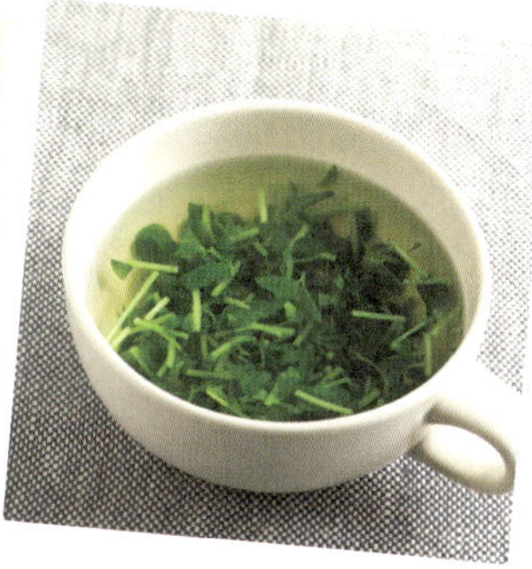

中国風のスープに！

ツナ缶+和風ドレッシングで…

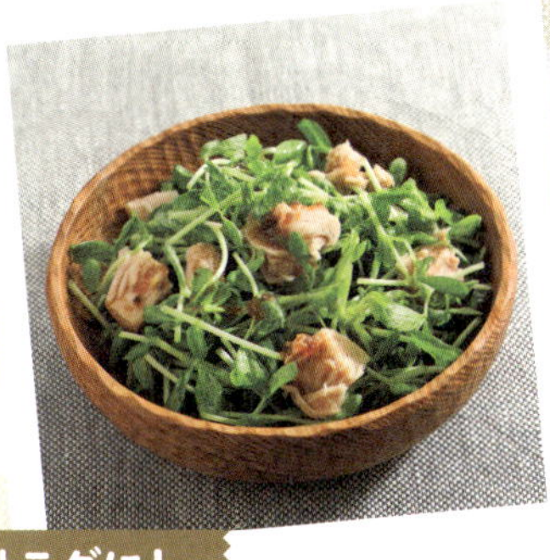

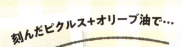

和風サラダに！

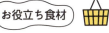

手軽に
センイUP!

食物繊維をちょい増しアイテム

おからパウダーなら、ふりかけるだけでも食物繊維アップ。
粘りのあるモロヘイヤとめかぶは、つるっと食べやすくて◎。

パン粉の代わりに…

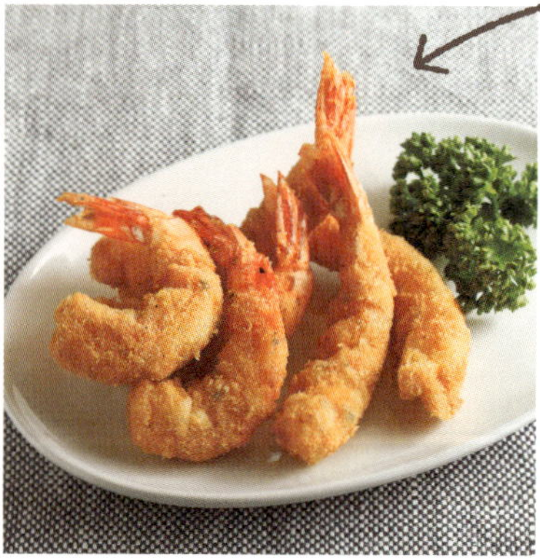

おからパウダー衣の
エビフライ

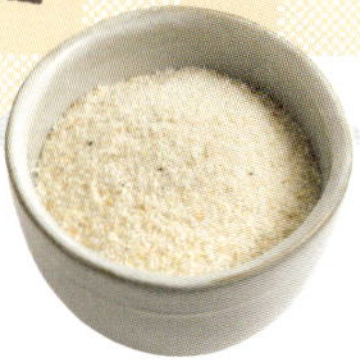

おからパウダー

食物繊維が豊富なおからを、
さらさらの粉状に加工したもの。

かけるだけで食物繊維アップ!

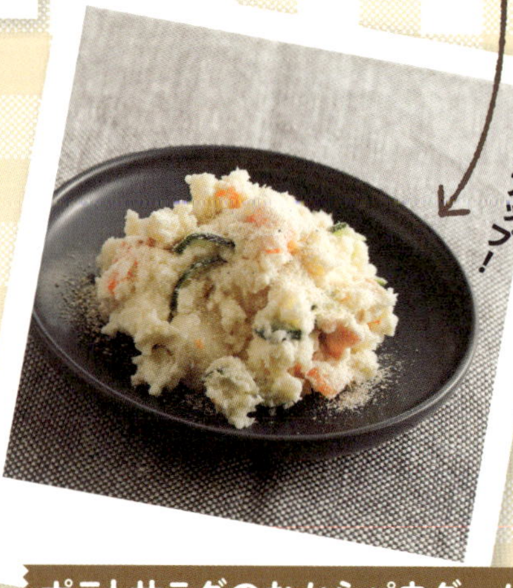

ポテトサラダのおからパウダーがけ

おからの栄養

豆腐を作るさいに、大豆から豆乳を搾ったあとに残るのがおから。大豆由来の食物繊維や、カルシウムが多く含まれています。最近は日もちがして、生おからよりも使いやすい「おからパウダー」が注目を集めています。

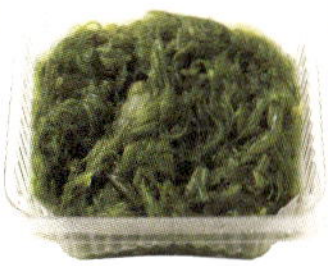

めかぶ

ぬめりのある食感が特徴的。そのまま食べるほか、他の食材との組み合わせも楽しめる。

添付のつゆに飽きたら…

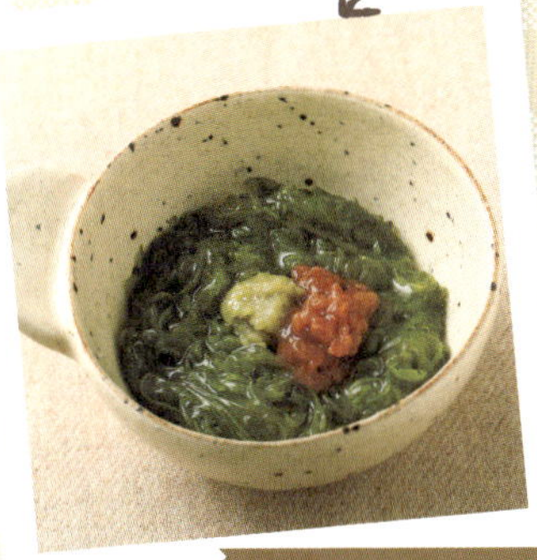

めかぶ+梅わさび

生の玉ねぎを食べやすく!

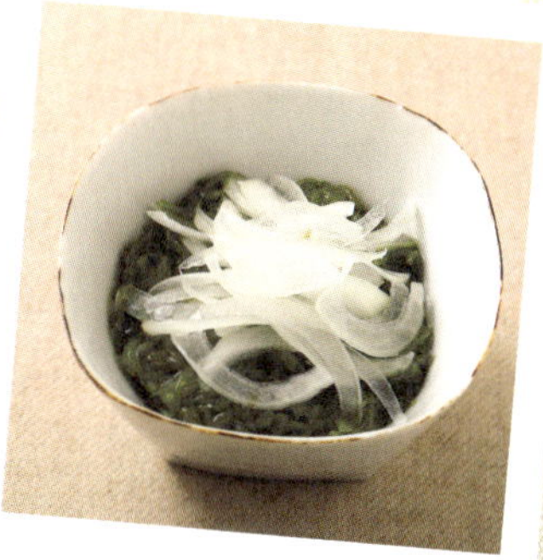

めかぶ+スライス玉ねぎ

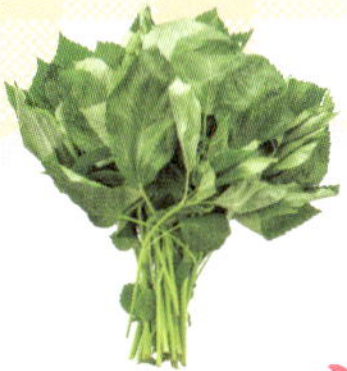

モロヘイヤ

下ゆでして刻んでから使うことが多い。ゆでてから冷凍保存すると便利。

➔本書のレシピ…P.84

うどんに入れて…

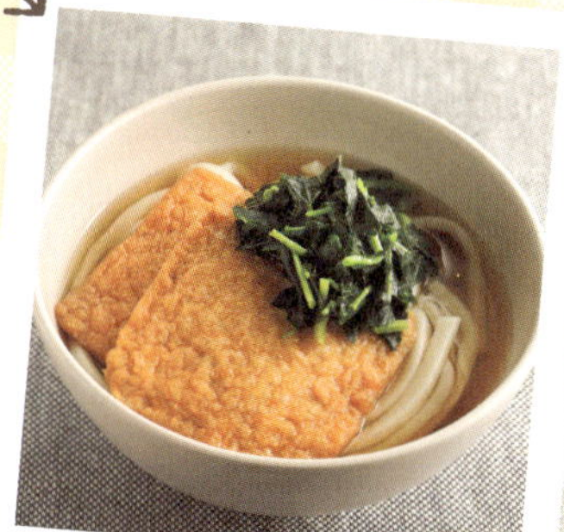

モロヘイヤうどん

豆腐にのせて、めんつゆで…

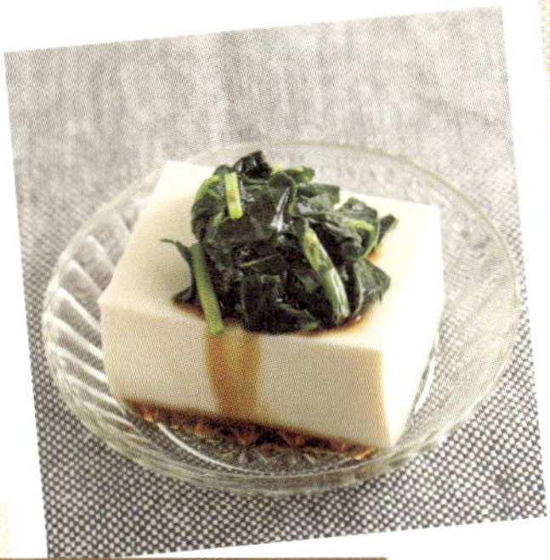

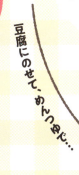

モロヘイヤ冷ややっこ

ちょっとご注意
低エネルギー食材の「ばっかり食べ」

エネルギーが低いうえ、生でそのまま食べられるきゅうりや低価格なもやしは、摂取エネルギー量をおさえたいときには便利な食材です。

しかし、きゅうりももやしも、その重量の90%以上が水分です。もちろん、きゅうりならカリウムやビタミンKなど、ほかの野菜と比べてやや多く含まれる栄養成分もありますが、きゅうり1本で1日あたりの必要量は満たせません。

「主食代わりにきゅうりを食べる」「夕食はもやしだけ」などの極端な食べ方は栄養バランスをくずす恐れがあるので、やめましょう。

もちろん、きゅうりやもやしをうまく食事にとり入れるポイントはあります。

生のきゅうりはポリポリと噛《か》みごたえがあるので、満腹感が得られます。空腹感を感じてしかたのないときにきゅうりをかじると、食べすぎをおさえられます。料理のかさ増し要因として、きゅうりやもやしを加えるのもよいでしょう。また、もやしの中でも「大豆もやし」は、大豆由来の栄養成分が豊富に含まれているのでおすすめ。低エネルギーに加えて、手軽さや安さといったメリットをじょうずに生かしましょう。

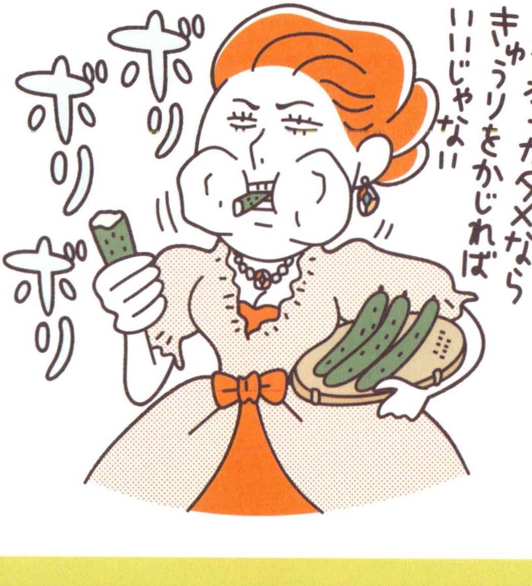
お菓子がダメならきゅうりをかじればいいじゃない!!
ボリ
ボリ
ボリ

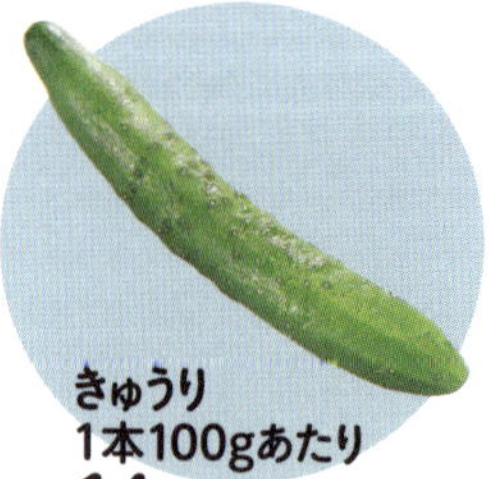
きゅうり
1本100gあたり
14kcal

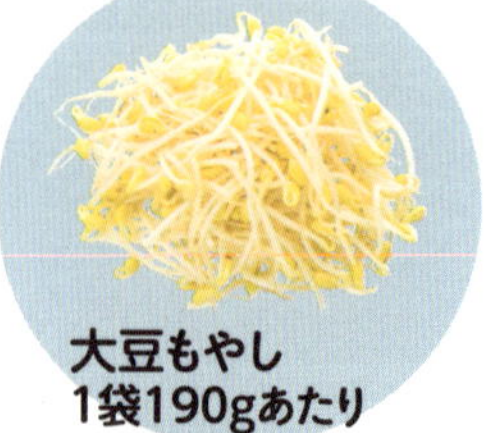
大豆もやし
1袋190gあたり
70kcal

2章

時短調理でベジファースト

簡単に作れる野菜料理といえば、生野菜のサラダ。しかし、生野菜はかさが大きいものの、充分な量を食べることはむずかしく、飽きてしまうことも…。毎日、野菜をしっかり食べるためには、加熱調理もとり入れつつ、料理のバリエーションを増やすこと！　ササッと作れる副菜のレシピを集めました。

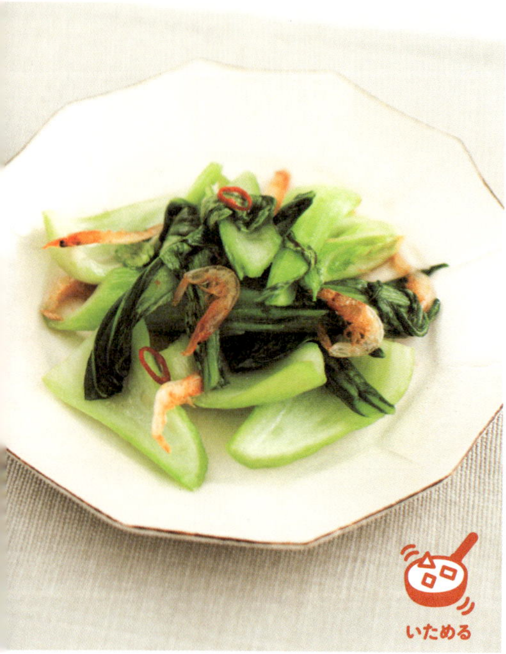

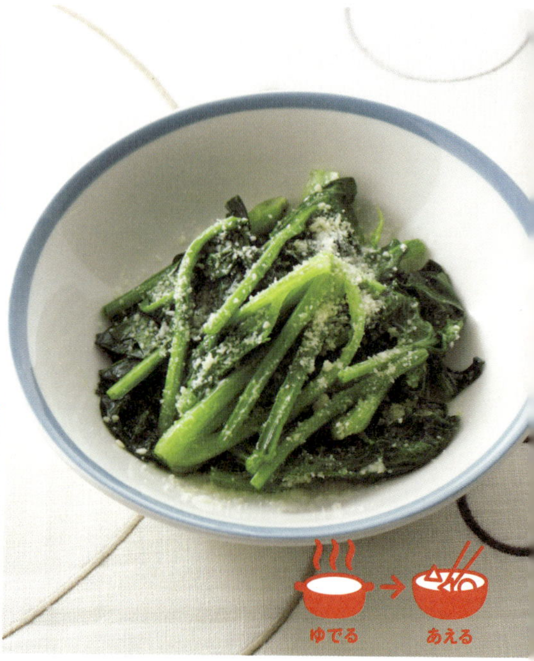

下ゆでせずにいためるだけ

青梗菜の
ナンプラーいため

材料／2人分

青梗菜《ちんげんさい》……2株（200g）
サクラエビ……大さじ1
ごま油……大さじ½
にんにく（薄切り）……½かけ
赤とうがらし（小口切り）……少量
ナンプラー……小さじ1

作り方

1 青梗菜は3～4cm長さに切る。
2 フライパンにごま油を熱し、にんにく、赤とうがらし、**1**を軸、葉の順に入れていため、青梗菜の色が鮮やかになったらサクラエビとナンプラーを加えていため合わせる。

1人分
44kcal
塩分
0.9g

チーズの風味が新鮮!

ほうれん草の
イタリアン浸し

材料／2人分

ほうれん草……150g
オリーブ油……適量
塩・こしょう……各少量
粉チーズ……小さじ1

作り方

1 ほうれん草は4cm長さに切る。熱湯に塩少量（分量外）とオリーブ油適量を入れ、ほうれん草を入れて色よくゆでる。
2 ざるにあげて湯をきり、水けを絞ってボールに入れ、塩、こしょう、粉チーズを加え、あえ混ぜる。

1人分
20kcal
塩分
0.3g

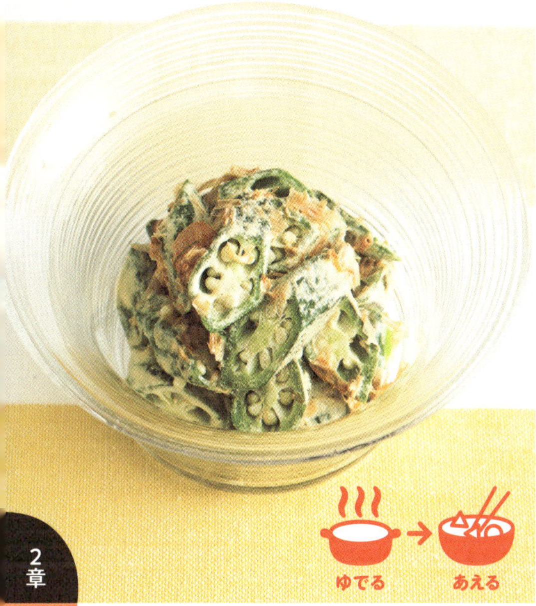

マヨしょうゆで味が決まる!

オクラのおかかマヨネーズあえ

材料／2人分

オクラ……10本（120g）
マヨネーズ……小さじ2
しょうゆ……小さじ½
削りガツオ……2g

作り方

1 オクラは塩（分量外）をまぶしてこすり合わせ、熱湯でゆでる。水にとってさまし、水けをきって2cm幅に斜めに切る。
2 マヨネーズとしょうゆを混ぜ、**1**と削りガツオを加えてあえる。

1人分 49kcal
塩分 0.3g

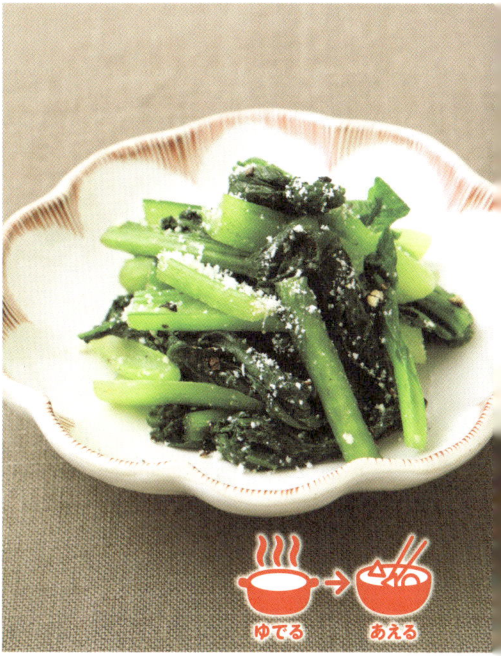

さっとゆでて、あえれば完成!

小松菜のチーズ&黒こしょうあえ

材料／2人分

小松菜……160g
しょうゆ……小さじ1
粉チーズ……小さじ2
あらびき黒こしょう……少量

作り方

1 小松菜は熱湯で色よくゆで、水けを絞る。3cm長さに切ってしょうゆをふり、汁けを軽く絞る。
2 ボールに入れて粉チーズと黒こしょうをふり、全体をあえ混ぜる。

1人分 22kcal
塩分 0.5g

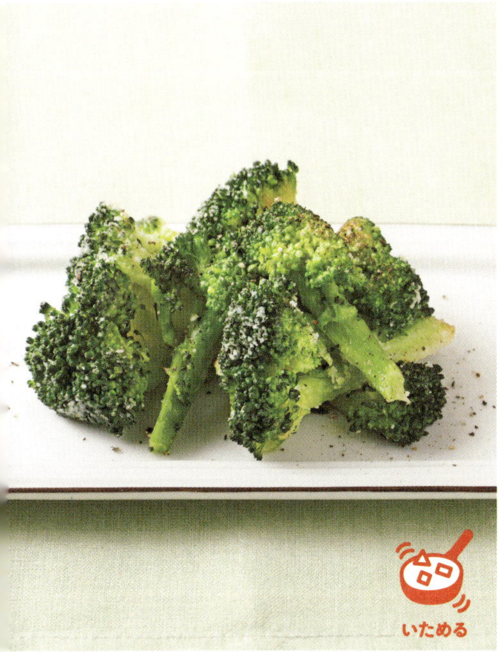

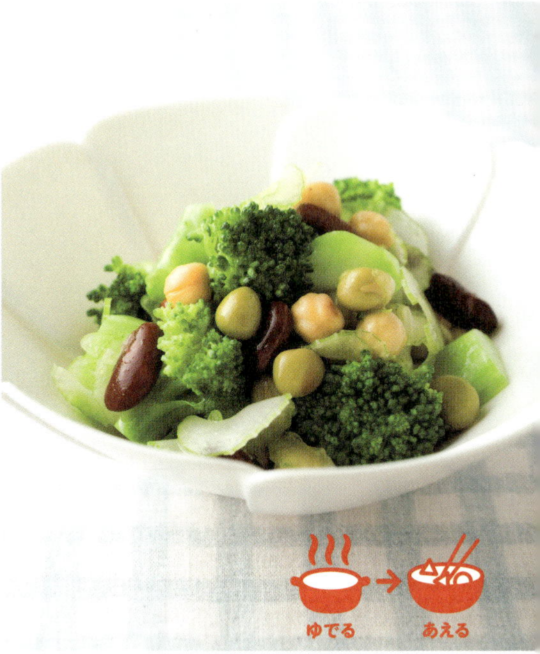

小さめに切れば下ゆでいらず

ブロッコリーの チーズいため

材料／2人分

ブロッコリー……140g
オリーブ油・粉チーズ……各小さじ2
あらびき黒こしょう……少量

作り方

1 ブロッコリーは小房に分け、大きいものは縦に2〜4つに切る。
2 フライパンにオリーブ油を熱してブロッコリーをいためる。焼き色がついたら粉チーズをふってさっといためる。
3 器に盛り、こしょうをふる。

1人分 70kcal
塩分 0.1g

缶詰めは、時短調理の強い味方!

ブロッコリーと ミックスビーンズのサラダ

材料／2人分

ブロッコリー……100g
ミックスビーンズ（缶詰め）……1缶（120g）
セロリ……½本（75g）
a［オリーブ油……小さじ2
　レモン果汁……大さじ½
　塩……小さじ⅓　こしょう……少量

作り方

1 ブロッコリーは小房に分け、茎は食べやすく切る。熱湯に塩少量（分量外）を入れて色よくゆで、ざるにあげて水けをきる。セロリは小口切りにする。
2 ボールにaを混ぜ合わせ、1とミックスビーンズを加えてあえる。

1人分 141kcal
塩分 1.2g

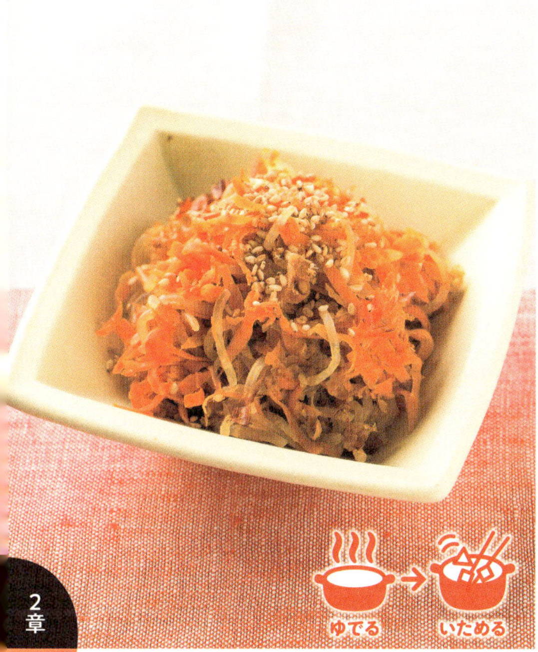

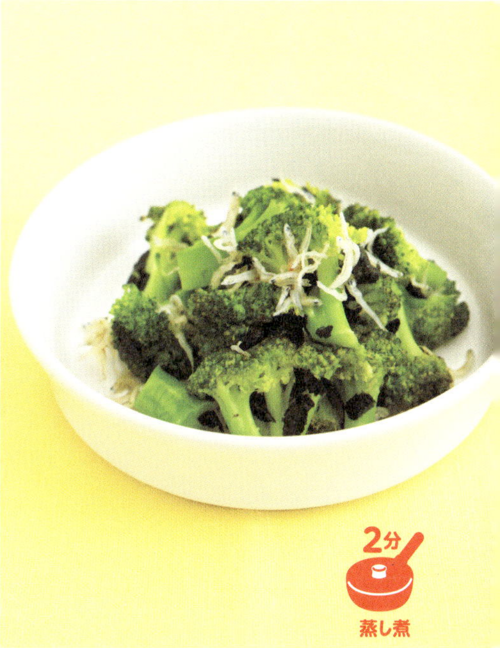

しらたきで食物繊維アップ!

にんじんとしらたきのきんぴら

材料／2人分

にんじん……80g
しらたき……100g
ごま油……大さじ½
しょうゆ・みりん……各小さじ2
削りガツオ…5g　いり白ごま…大さじ1

作り方

1 にんじんはせん切りにする(あればスライサーで)。しらたきは下ゆでして適当な長さに切る。
2 なべにごま油を熱して**1**をさっといため、しょうゆとみりんを加えていためる。削りガツオを加え混ぜて器に盛り、ごまをかける。

1人分 **92kcal**
塩分 **0.9g**

フライパン1つでできるあえ物

ブロッコリーのじゃこあえ

材料／2人分

ブロッコリー……120g
ちりめんじゃこ……10g
ごま油……小さじ1
塩……小さじ¼
焼きのり(ちぎる)……全型½枚

作り方

1 ブロッコリーは小さめの小房に分ける。
2 フライパンにごま油を熱し、**1**を入れていためる。塩をふって水大さじ1をまわしかけ、ふたをして2分ほど蒸し煮にする。
3 じゃこを加え混ぜて火を消し、のりであえる。

1人分 **51kcal**
塩分 **1.0g**

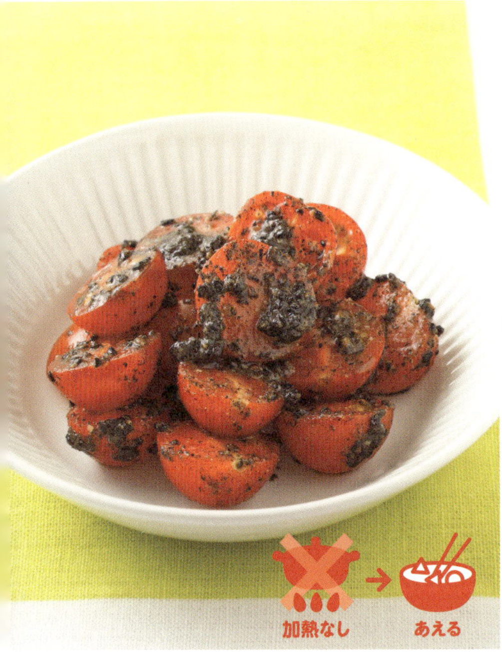

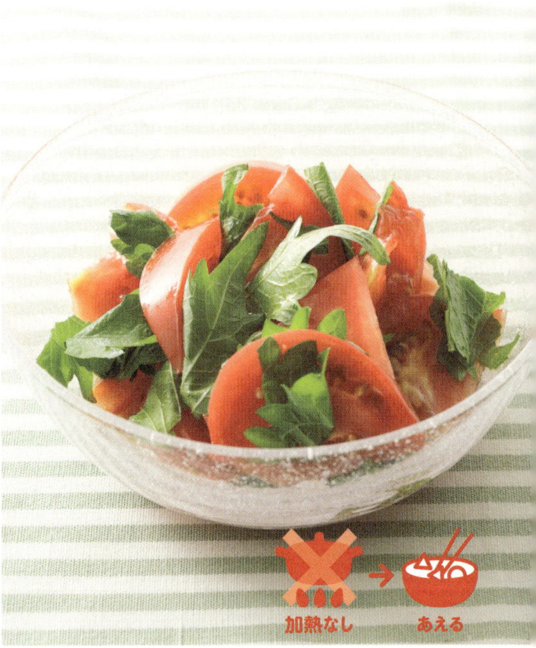

ミニトマトと黒ごまが好相性

ミニトマトのごまあえ

材料／2人分

ミニトマト……………………140g
a［すり黒ごま……………小さじ2
　 砂糖・しょうゆ…………各小さじ½

作り方

1 ミニトマトは縦半分に切る。aはボールに入れて混ぜ合わせる。
2 ボールにミニトマトを入れ、あえ混ぜる。

1人分
21kcal
塩分
0.1g

切ってちぎって、あえるだけ

トマトと青じその中国風サラダ

材料／2人分

トマト……………………小1個(150g)
青じそ……………………3枚
しょうゆ・酢・ごま油………各大さじ½

作り方

1 しょうゆ、酢、ごま油は混ぜ合わせる。
2 トマトはくし形切りにし、青じそは大きめにちぎる。ボールに合わせ入れ、1を加えてあえ混ぜる。

1人分
47kcal
塩分
0.7g

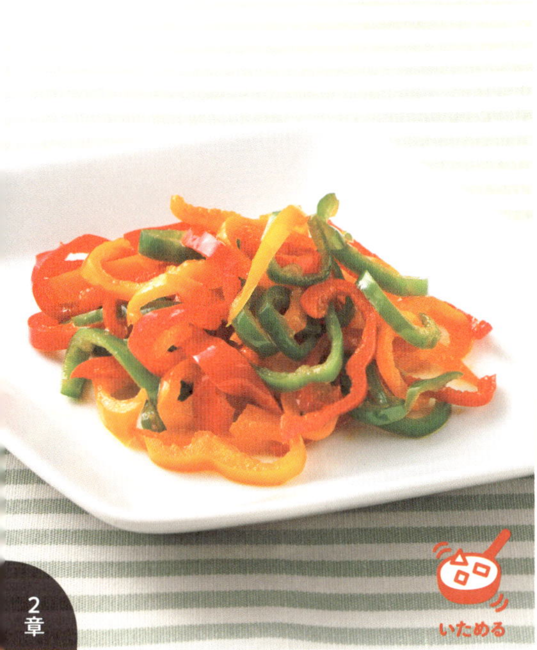

カレー風味が食欲をそそる

カラフルピーマンのカレー風味きんぴら

材料／2人分

ピーマン(赤・黄・緑)……各1個(各30g)
サラダ油……小さじ2
カレー粉……少量
a［しょうゆ・みりん・酒……各小さじ1

作り方

1 ピーマンはそれぞれ細く切る。aは混ぜ合わせる。

2 フライパンに油を熱し、ピーマンを入れてしんなりとなるまでいため、カレー粉とaを加えてなじむようにいためる。

1人分 55kcal
塩分 0.4g

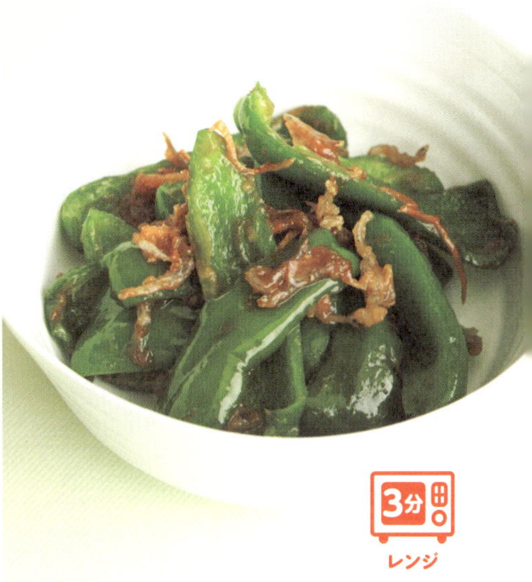

ピーマンをたっぷり食べられる

じゃこピーマン

材料／2人分

ピーマン……6個(180g)
ちりめんじゃこ……大さじ2
小麦粉……小さじ2
a サラダ油・砂糖……各小さじ2
a しょうゆ……大さじ½
a しょうが(せん切り)……½かけ

作り方

1 ピーマンはへたと種を除いて縦4つに切る。ポリ袋に入れ、ちりめんじゃこと小麦粉を加えて粉を全体にまぶし、aを加えて混ぜる。

2 1を耐熱容器にあけ、ラップをかけて、電子レンジ(600W)で3分加熱する。

1人分 92kcal
塩分 0.9g

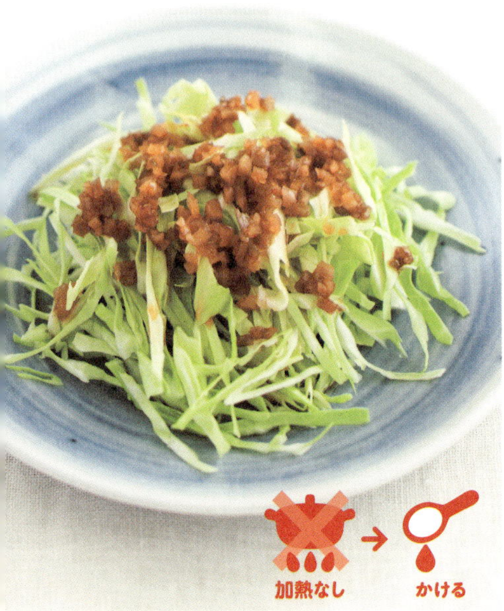

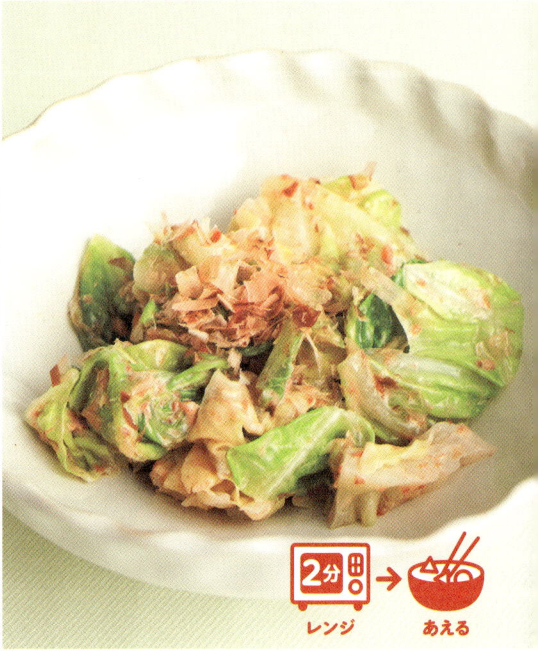

味つけ榨菜をかけるだけ

キャベツの榨菜しょうゆがけ

材料／2人分

キャベツ……160g
榨菜《ざーつぁい》（びん詰め）……20g
a しょうゆ……小さじ1
a 酢……小さじ1
a ごま油……小さじ½

作り方

1 キャベツはせん切りにして、器に盛る。
2 榨菜はみじん切りにし、**a**と混ぜ合わせて**1**にかける。

1人分 **35**kcal
塩分 **1.1**g

キャベツをたっぷり食べられる

キャベツの梅あえ

材料／2人分

キャベツ……160g
a 梅肉・みりん……各大さじ½
a マヨネーズ……小さじ2
a しょうゆ……少量
削りガツオ……3g

作り方

1 キャベツはラップに包んで電子レンジ（600W）で2分加熱する。あら熱がとれたらざくざくと切り、水けを絞る。
2 ボールに**a**を入れて混ぜ合わせ、**1**を加えてあえる。器に盛り、削りガツオをかける。

1人分 **65**kcal
塩分 **1.0**g

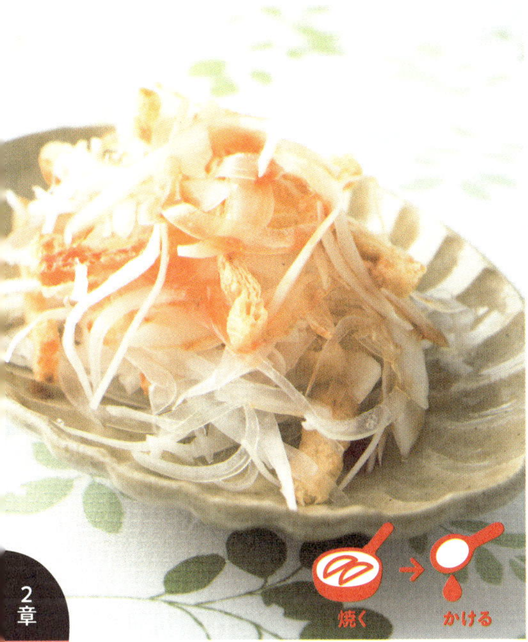

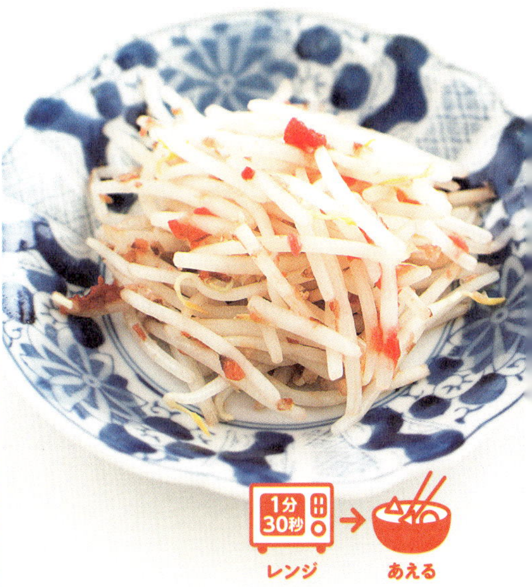

油揚げの香ばしさで箸《はし》がすすむ!

スライス玉ねぎと油揚げの二杯酢

材料／2人分

玉ねぎ……………………½個（100g）
油揚げ……………………½枚（10g）
しょうゆ・酢……………各小さじ2

作り方

1 玉ねぎは縦に薄切りにする（あればスライサーで）。冷水に5分ほどさらし、ざるにあげて水けをきる。
2 フライパンを弱火にかけ、油揚げの両面をじっくり焼く。パリッとなったら5㎜幅の細切りにする。
3 **1**、**2**を混ぜて器に盛り、しょうゆと酢を合わせてかける。

1人分 40kcal　塩分 0.9g

もやしはゆでずにレンジでチン

もやしの梅おかかあえ

材料／2人分

もやし……………………1袋（200g）
梅干し（種を除く）………1個（6g）
酢…………………………小さじ1
削りガツオ………………2g

作り方

1 もやしは洗い、ポリ袋に入れる。電子レンジ（600W）で1分30秒加熱し、ざるにあげる。
2 梅干しはたたき刻んでボールに入れ、酢と削りガツオを加えて混ぜ、もやしを入れてあえる。

1人分 19kcal　塩分 0.7g

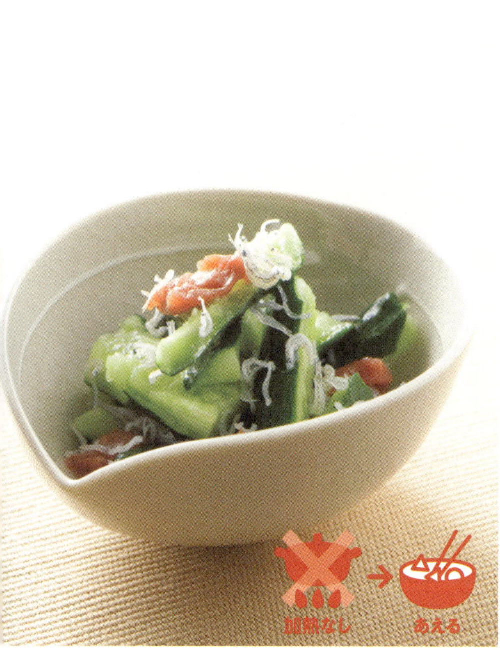

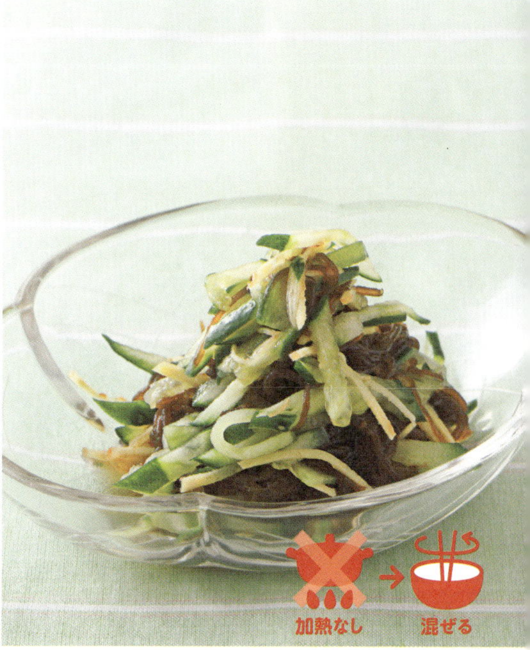

たたくことで、味がすぐになじむ

たたききゅうりの梅じゃこあえ

材料／2人分

きゅうり……1本（100g）
塩……少量
a［梅干し（ちぎる）……1個（4g）
　ちりめんじゃこ……小さじ2

作り方

1 きゅうりは塩をふって板ずりをし、包丁の柄の先でたたいてひびを入れ、食べやすく割る。
2 ボールに**1**を入れ、**a**を加えてあえ混ぜる。

1人分
11kcal
塩分
0.5g

市販のもずく酢で味つけ簡単

きゅうりともずくの酢の物

材料／2人分

きゅうり……1本（100g）
塩……少量
もずく酢（市販品）……2パック（140g）
しょうが（せん切り）……少量

作り方

1 きゅうりはせん切りにし、塩をふってもみ、汁けを絞る。
2 ボールに全材料を入れて混ぜ合わせ、軽く汁けをきって器に盛る。

1人分
24kcal
塩分
0.8g

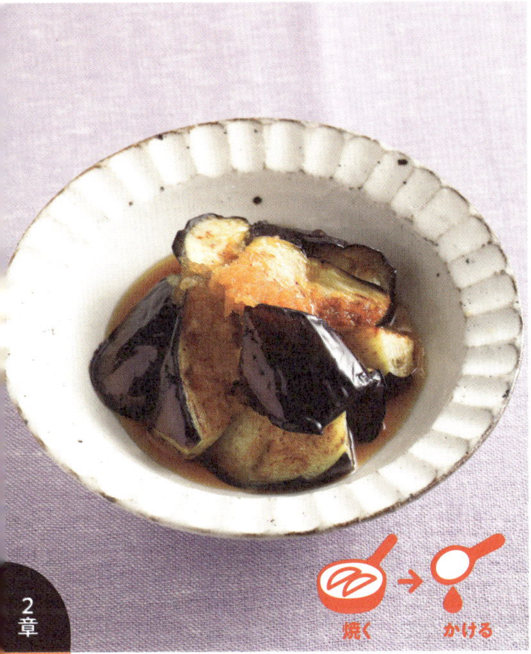

油を吸ったなすにおろし玉ねぎが絶妙

揚げ焼きなすのおろし玉ねぎポン酢がけ

材料／2人分

なす……2本（140g）
サラダ油……大さじ2
おろし玉ねぎ（→P.21）……小さじ2
ポン酢しょうゆ（市販品）……大さじ1

作り方

1 なすは縦半分に切ってから乱切りにする。
2 小さいフライパンに油を熱し、**1**を入れて揚げ焼きにする。
3 器に盛り、玉ねぎとポン酢しょうゆを混ぜ合わせてかける。

1人分 112kcal
塩分 0.6g

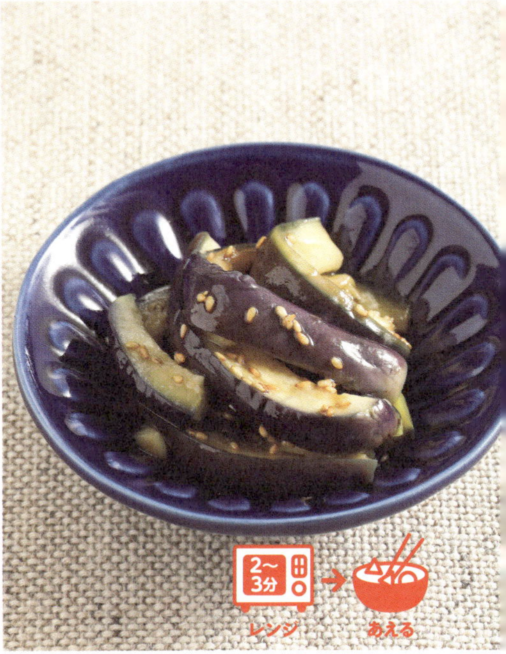

レンジで簡単、あえるだけ

なすのナムル

材料／2人分

なす……2本（140g）
a［しょうゆ……小さじ½
　 塩・砂糖……各少量
ごま油……小さじ1½
いり白ごま……小さじ1

作り方

1 なすはしま目に皮をむき、ラップでぴったりと包んで電子レンジ（600W）で2〜3分加熱する。あら熱がとれたら、縦に細切りにする。
2 ボールに**a**を混ぜ合わせて、ごま油と白ごまを加え、**1**をあえて冷蔵庫で冷やす。

1人分 55kcal
塩分 0.4g

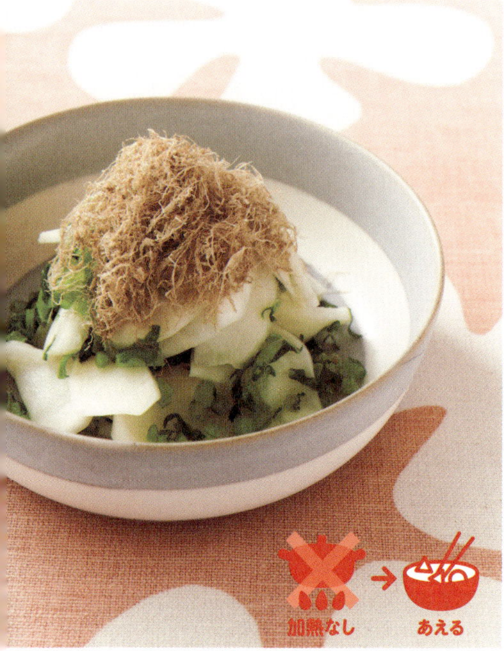

すだちの代わりに酢でもおいしい

かぶの とろろこんぶのせ

材料／2人分

かぶ……………………2個（140g）
かぶの葉……………………80g
塩……………………少量
すだち果汁……………………1個分（6g）
とろろこんぶ……………………ふたつまみ

作り方

1 かぶは皮をむいて薄切りにし、葉は小口切りにする。ボールに入れ、塩をふってさっと混ぜ、しんなりとなったら水洗いして水けを絞る。
2 すだち果汁を加えてあえ混ぜる。器に盛り、とろろこんぶをのせる。

1人分 25kcal
塩分 0.3g

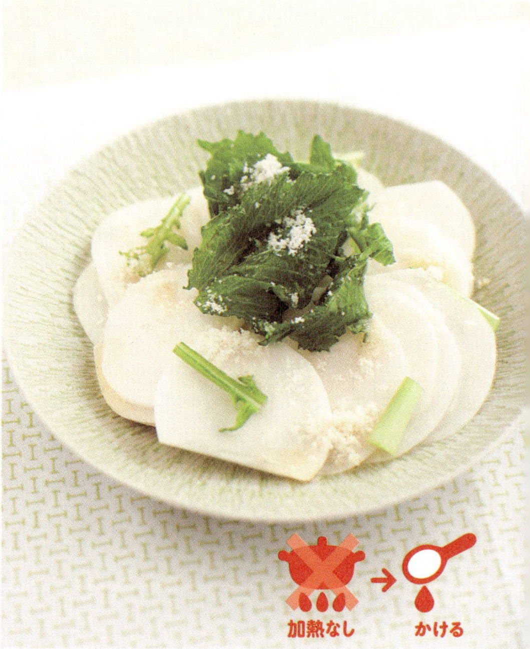

生のかぶをサラダ仕立てに

かぶのチーズサラダ

材料／2人分

かぶ……………………2個（140g）
かぶの葉（細めのもの）……………………適量
a 酢……………………小さじ1½
a オリーブ油……………………小さじ1
a 塩……………………小さじ⅕
粉チーズ……………………大さじ½

作り方

1 かぶは皮をむいて薄切りにして皿に盛り、かぶの葉は3㎝長さに切ってのせる。
2 aを混ぜ合わせて**1**にかけ、粉チーズをふりかける。

1人分 42kcal
塩分 0.6g

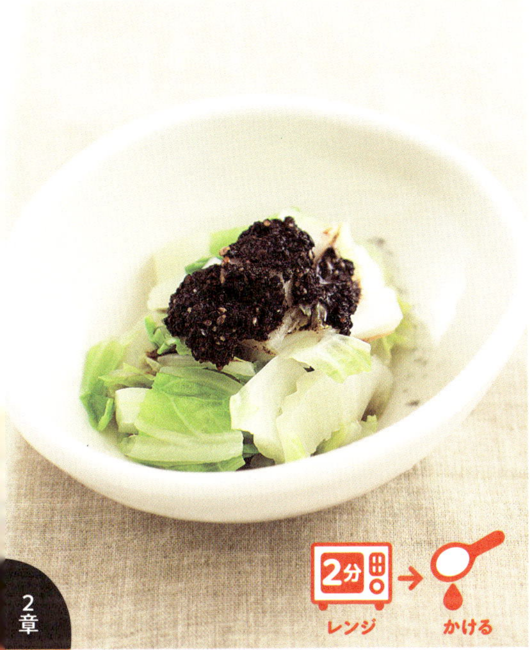

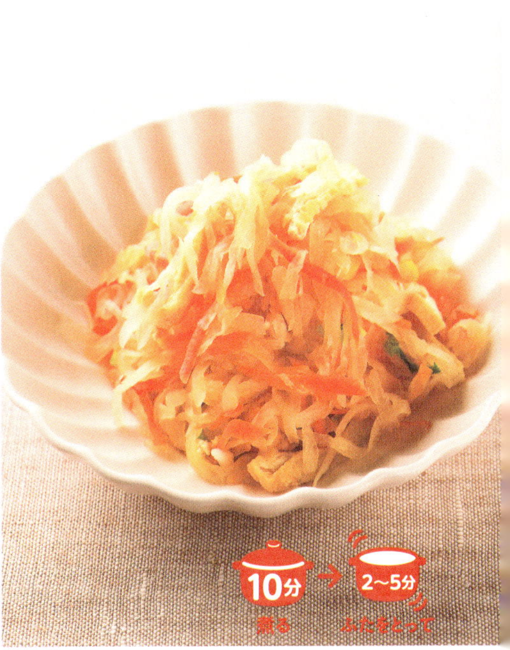

白菜はレンチンでOK!

白菜のごましょうゆがけ

材料／2人分

白菜……3枚（240g）

a ［すり黒ごま・しょうゆ……各小さじ2
　 砂糖……小さじ⅔

作り方

1 白菜は半分の長さに切り、ラップで包むかポリ袋に入れて電子レンジ（600W）で2分加熱する。あら熱がとれたら1.5cm幅に切り、水けを絞って器に盛る。

2 aを混ぜ合わせ、**1**にかける。

1人分 38kcal
塩分 0.9g

大根をたっぷり食べられる

大根とにんじんと油揚げの煮なます

材料／2人分

大根（あれば葉も少量）……200g
にんじん……30g
油揚げ……½枚（10g）

a ［うす口しょうゆ……小さじ1
　 酢・砂糖……各小さじ½

作り方

1 大根とにんじんはせん切りにする（あればスライサーで）。大根の葉は細かく切る。油揚げは半分に切ってから5mm幅に切る。

2 なべに**1**とaを入れ、ふたをして10分煮る。ふたをとり、2～3分煮て汁けをとばす。

1人分 59kcal
塩分 0.5g

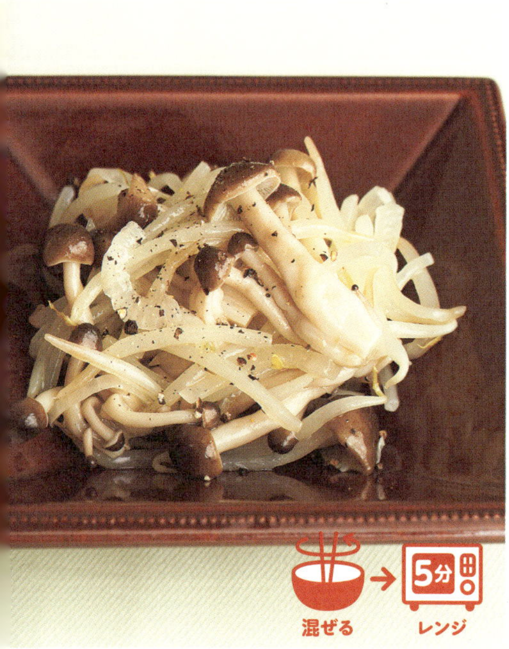

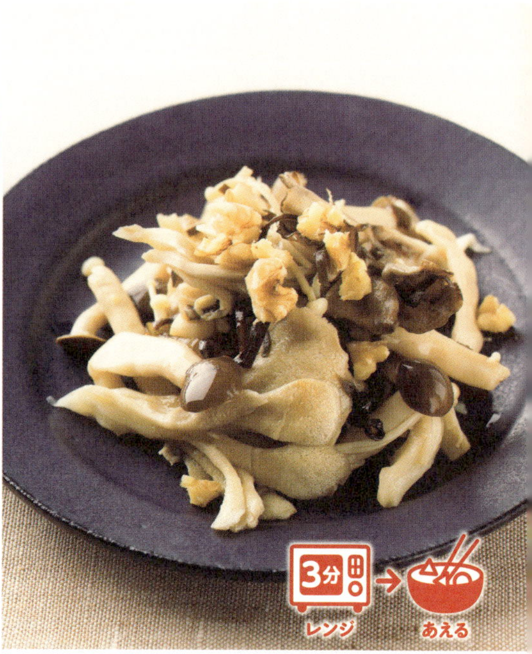

飽きずにたくさん食べられる

しめじともやしのマリネ

材料／2人分

しめじ類……………………1パック(100g)
もやし……………………½袋(100g)
玉ねぎ(薄切り)……………………¼個(50g)
a［酢・オリーブ油……………各大さじ1
　塩……………………小さじ⅓
　砂糖……………………ひとつまみ］
あらびき黒こしょう……………………少量

作り方

1 しめじは石づきを除き、ほぐす。
2 耐熱容器にaを合わせ、1ともやし、玉ねぎを加えて混ぜる。ラップをかけて電子レンジ(600W)で5分加熱する。そのままおいてさまし、器に盛ってこしょうをふる。

1人分 86kcal
塩分 0.8g

塩こんぶで味わい深く

ミックスきのこのレンジ蒸し

材料／2人分

しめじ類・まいたけなど
……………………合わせて200g
a［酢…大さじ1　砂糖…大さじ½
塩こんぶ……………………大さじ1
いりくるみ(あれば)……………5g(あらく刻む)

作り方

1 きのこは石づきを除いて小房に分け、耐熱容器に入れ、混ぜ合わせたaをまわしかける。ラップをかけて電子レンジ(600W)で3分加熱する。
2 塩こんぶを加えてあえ混ぜ、器に盛ってくるみを散らす。

1人分 51kcal
塩分 0.5g

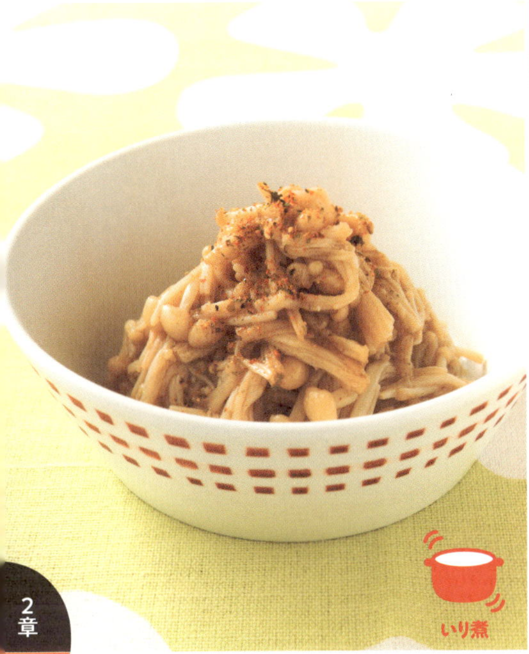

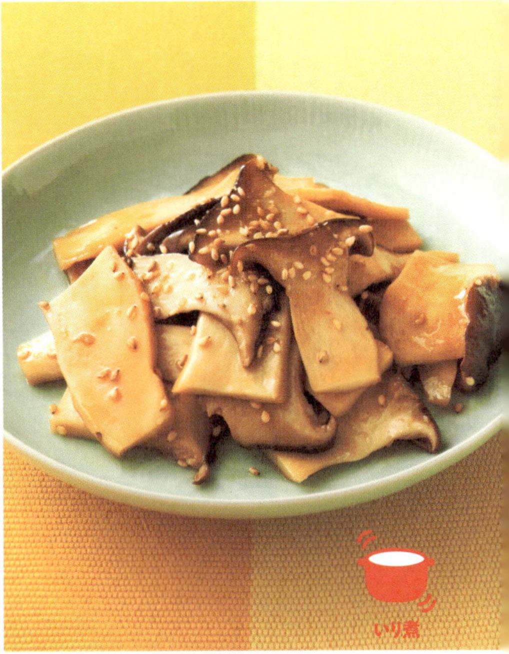

ポン酢しょうゆは味つけに便利

えのきたけの ポン酢しょうゆ煮

材料／2人分

えのきたけ……1袋（180g）
ポン酢しょうゆ（市販品）……大さじ1
七味とうがらし……少量

作り方

1 えのきは石づきを除き、長さを半分に切ってほぐす。
2 なべに1とポン酢しょうゆを入れて火にかけ、ときどき混ぜながら、しんなりとなるまでいり煮にする。
3 器に盛り、七味とうがらしをふる。

1人分
25kcal
塩分
0.6g

淡泊なエリンギにコクをプラス!

エリンギの オイスターソース煮

材料／2人分

エリンギ……大2本（100g）
オイスターソース……小さじ1
いり白ごま……少量

作り方

1 エリンギは食べやすい大きさに縦に薄切りにする。
2 なべに1と水大さじ1、オイスターソースを入れて、しんなりとなるまでいり煮にする。
3 器に盛り、ごまをふる。

1人分
31kcal
塩分
0.7g

あるある勘違い
ポテトサラダは食べすぎ注意

食後の血糖値の上昇をおだやかにする食物繊維は、積極的にとるように心がけたい栄養成分です。しかし、充分な量を実際にとることはなかなかたいへんです。

「日本人の食事摂取基準（2015年版）」（厚生労働省）で定められている1日あたりの目標量は男性20g以上、女性18g以上（いずれも18〜69歳）です。一方で、実際の摂取量の平均値は14・4g（「平成29年国民健康・栄養調査報告」）と目標量に比べて開きがあります。

食物繊維の多い食品といえば、野菜や海藻、きのこ、豆類などが挙げられます。

ただし、かぼちゃやとうもろこし、芋類などは食物繊維が豊富ですが、糖質も多く含まれるので注意が必要。たとえば、ポテトサラダやかぼちゃの煮物などを「野菜だから」と思ってたくさん食べていたら、糖質のとりすぎにつながります。

また、野菜ジュースを飲んで野菜をとっているつもりでも、ジュースで食物繊維は充分にとれません。「野菜だから」と漬物をたくさん食べて、塩分のとりすぎになることもあります。勘違いしやすいので注意しましょう。

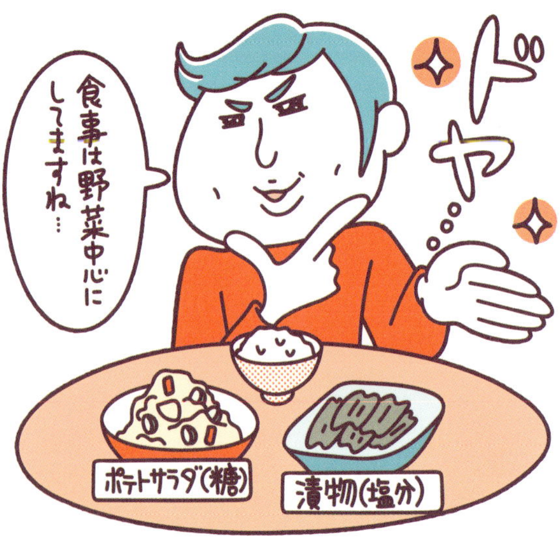
ドヤ…
食事は野菜中心にしてますね…
ポテトサラダ(糖)
漬物(塩分)

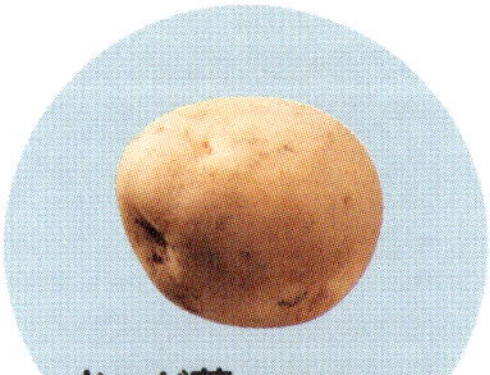

じゃが芋
1個135gあたり
糖質22.0g
食物繊維1.8g

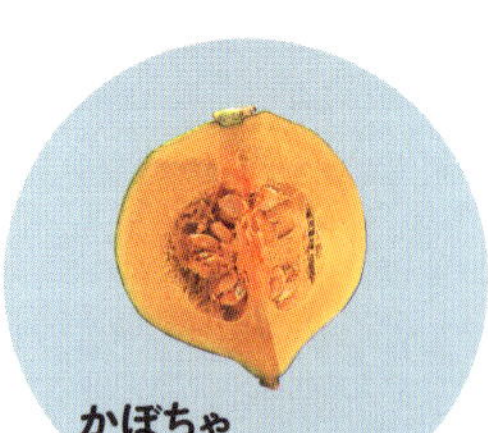

かぼちゃ
1/4個270gあたり
糖質46.1g
食物繊維9.5g

●糖質量は炭水化物から食物繊維を除いた数値。

3章

野菜の作りおきおかず

すきま時間にまとめて料理する「作りおきおかず」は合理的。おなかが空いたときにさっと食べられるうえ、毎日の献立を整えるのがぐんとラクに。作りおきおかずは、密閉できる清潔な保存容器に入れたうえで、冷蔵庫で保管するようにします。

保存期間
冷蔵庫で
3~4日

保存期間の目安を示しています。

ポリ袋に材料を入れて、もむだけ

キャベツのカレー塩もみ

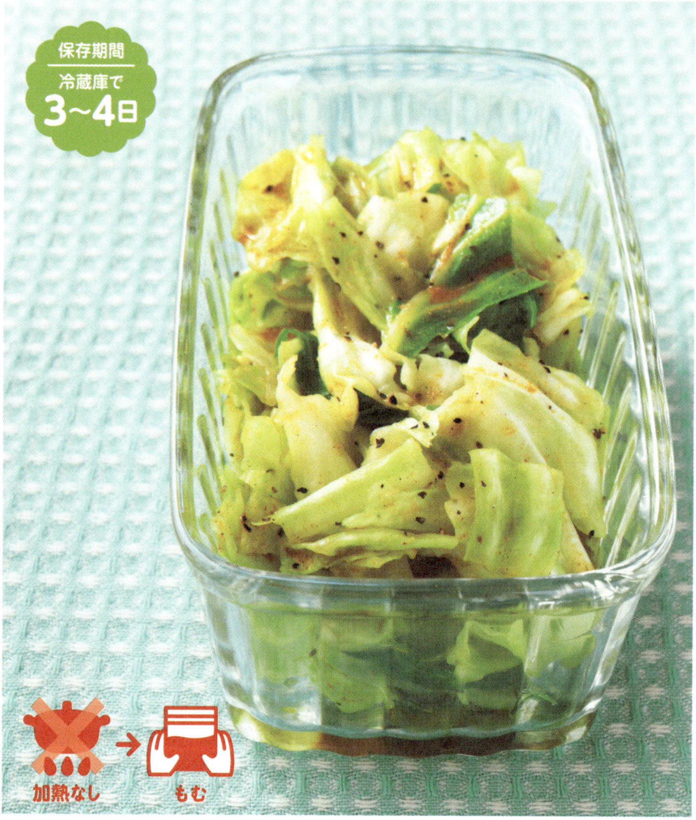

1/4量
22kcal
塩分
0.6g

材料／作りやすい分量

キャベツ……300g
塩……小さじ½
カレー粉……小さじ2
あらびき黒こしょう……少量

作り方

1 キャベツは洗って水けをきり、かたい芯《しん》を除くようにしながら、食べやすい大きさに切る。
2 ポリ袋に**1**を入れ、塩、カレー粉、こしょうの順に加えては袋ごと軽くもんで、ときどき全体を混ぜながらしんなりとなるまでおく。

Memo　キャベツの旬は冬から春ですが、年間をとおして購入することができます。野菜の中ではビタミンCを多く含みます。

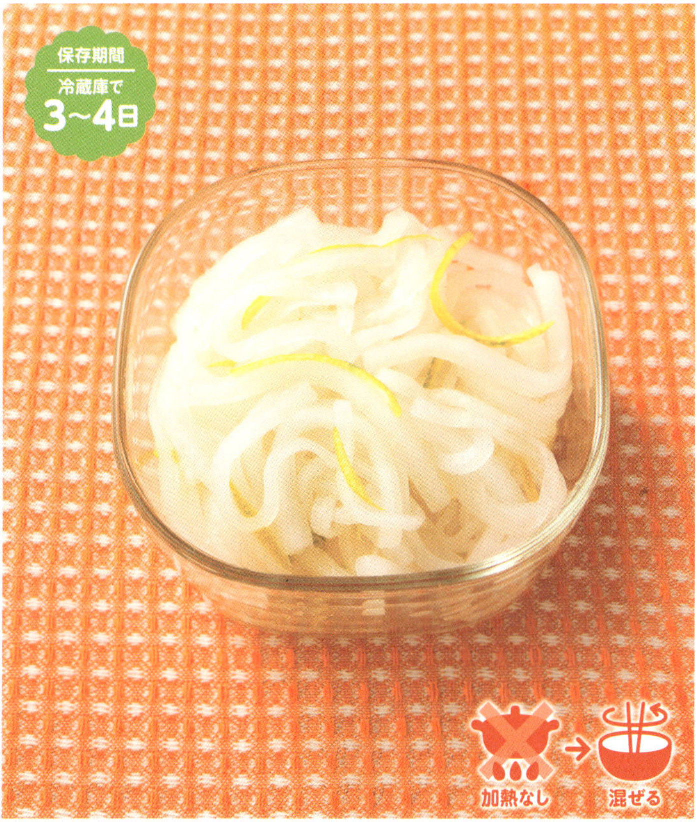

大根のゆずなます

塩分控えめで、箸《はし》休めにももってこい

1/4量
30kcal
塩分
0.2g

材料／作りやすい分量

大根……10cm（400g）
塩……小さじ⅓
ゆず果汁……1個分（25g）
ゆずの皮（せん切り）……½個分
はちみつ……大さじ½

作り方

1 大根は細切りにしてボールに入れ、塩をふり混ぜる。しばらくおいて水けが出てきたら水けをきる。
2 1にゆず果汁、ゆずの皮、はちみつを加えて混ぜ合わせる。

Memo 冬が旬のゆずは、独特のさわやかな香りが魅力の柑橘《かんきつ》類。ビタミンCは果肉（果汁）よりも果皮に多く含まれます。

切り干し大根のしょうゆいため

いためることでかさが減り、たっぷり食べられます

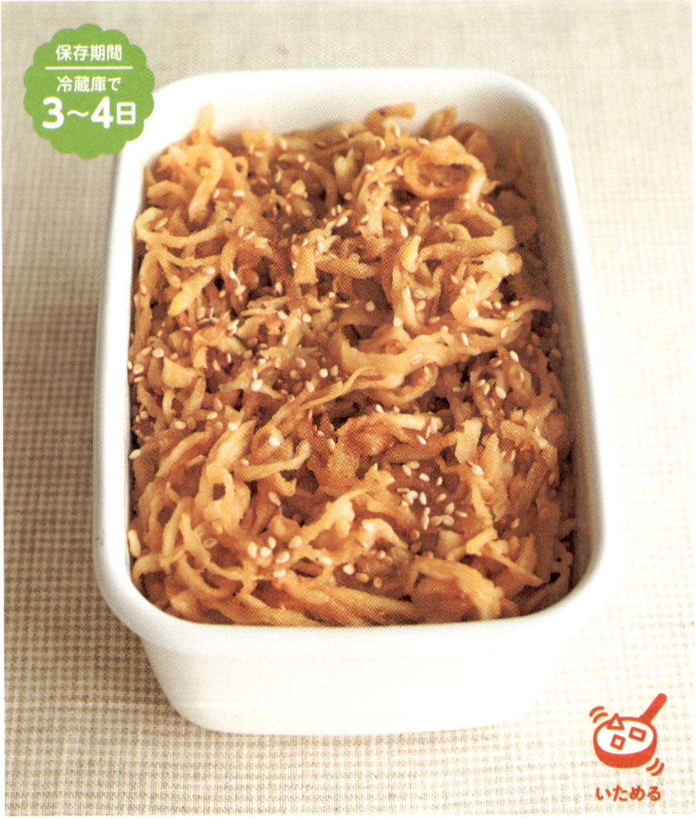

1/5量
117kcal
塩分
1.1g

材料／作りやすい分量

切り干し大根……乾60g
しょうが（せん切り）……小1かけ
ごま油・酒……各大さじ2
a
- だし……⅓カップ
- みりん・しょうゆ……各大さじ2
- 砂糖……大さじ½

いり白ごま……大さじ½

作り方

1 切り干し大根は水で洗ってたっぷりの水に10〜20分浸してもどす。水けをしっかり絞り、4〜5㎝長さに切る。

2 フライパンにごま油を中火で熱し、切り干し大根をいためる。油がなじんだらしょうがを加えてさっといため、酒をふって**a**を加える。

3 汁けをとばすようにいため合わせ、汁けがなくなってきたらごまを加える。

Memo
大根を乾燥させた切り干し大根は、食物繊維やカルシウムなどがギュッと凝縮されています。噛《か》みごたえもあるので早食い防止効果も。

ナムルの味つけは、他の具材でも応用できます

切り干し大根のナムル

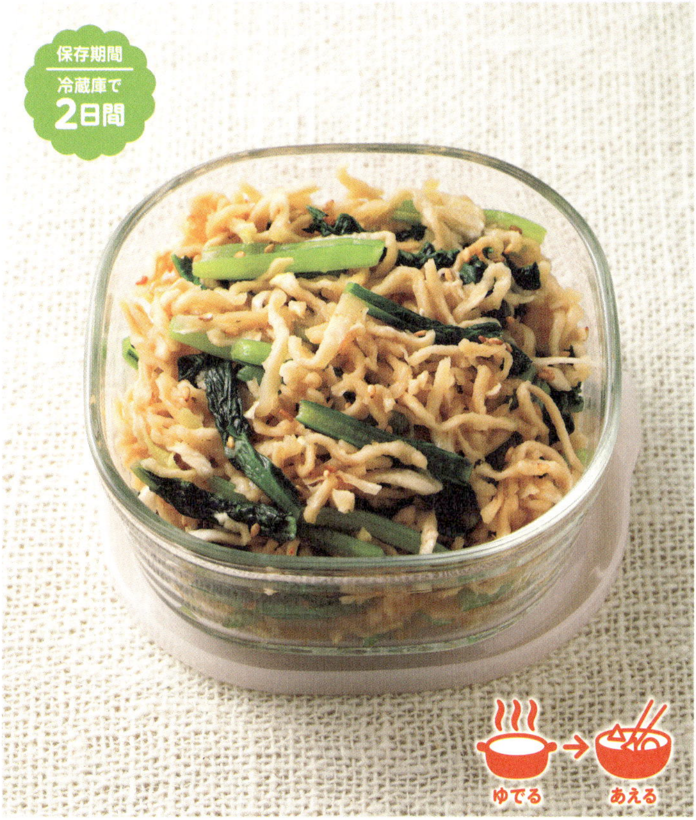

1/4量 76kcal
塩分 0.5g

材料／作りやすい分量

- 切り干し大根……乾50g
- 小松菜……100g
- a
  - 酢・しょうゆ……各大さじ½
  - 砂糖……小さじ⅓
  - おろしにんにく……小さじ¼
  - 塩……少量
- ごま油……大さじ1
- いり白ごま……大さじ½

作り方

1. 切り干し大根は水につけてもみ洗いし、水けをよく絞る。長ければ食べやすく切る。小松菜はさっとゆで、3〜4㎝長さに切って水けをしっかり絞る。
2. ボールに**a**を合わせて**1**をあえ、ごま油、白ごまを加えてよく混ぜ合わせる。

Memo ナムルとは韓国料理の一つで、もやしや青菜などの野菜をごま油と調味料であえたもの。

食物繊維が1人分6.3gとたっぷり!

ひじきと彩り野菜のサラダ

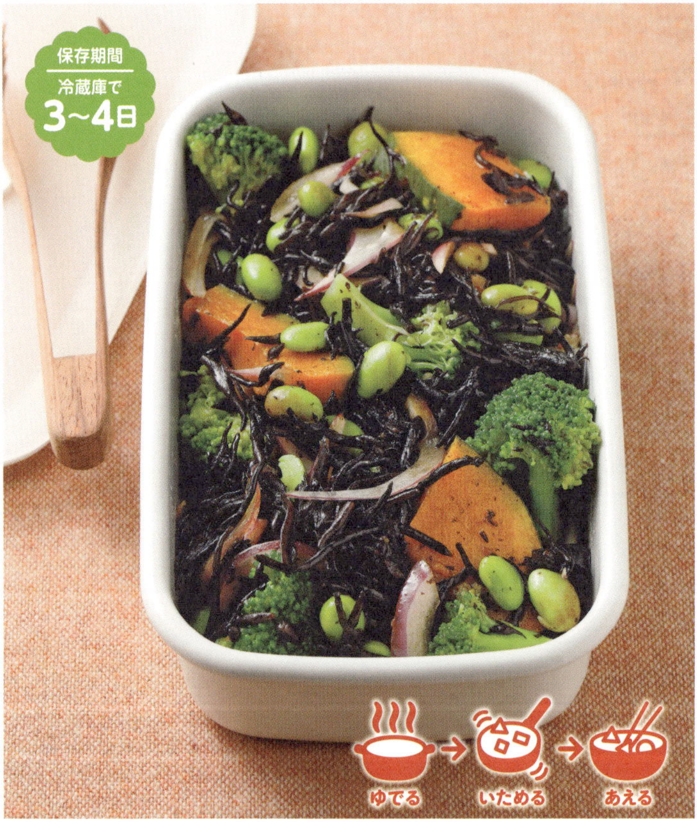
保存期間
冷蔵庫で
3~4日
ゆでる
いためる
あえる

1/4量
140kcal
塩分
1.3g

材料／作りやすい分量

- 芽ひじき……大さじ4（乾20g）
- ブロッコリー（小房に分ける）……100g
- かぼちゃ（5㎜厚さに切る）……100g
- 紫玉ねぎ（薄切り）……1/6個（35g）
- むき枝豆（冷凍、解凍しておく）※……80g
- にんにく（薄切り）……1かけ
- オリーブ油……大さじ2
- バルサミコ酢……大さじ3
- 塩……小さじ1
- あらびき黒こしょう……少量

※さやつきの冷凍枝豆の場合は、さやを含めて160g。

作り方

1. ひじきはたっぷりの水でもどし、さっとゆでて水けをよくきる。
2. ブロッコリーとかぼちゃはそれぞれさっとゆでる。
3. 小さめのフライパンに油とにんにくを入れて弱火にかける。にんにくがうすいきつね色になったらとり出し、油をボールに入れてバルサミコ酢と塩を加え、よく混ぜ合わせる。
4. ひじきを加えてあえ、残りの材料も加えて混ぜ合わせる。

Memo
ひじきは鉄とカルシウムを多く含みます。芽ひじきと長ひじきのうち、芽ひじきは柔らかく、長ひじきは歯ごたえがあります。

副菜　作りおき

3種類のきのこでうま味と食感がアップ！

ミックスきのこいための甘みそあえ

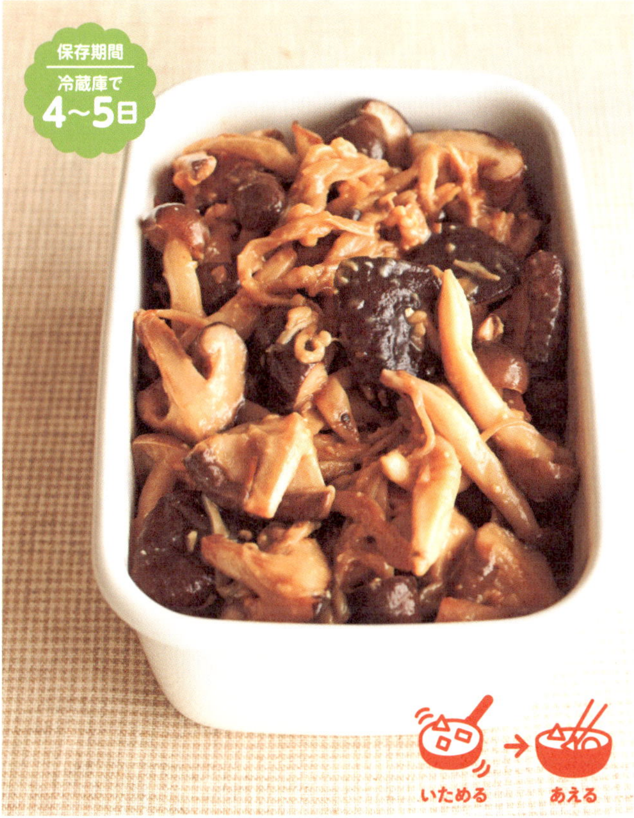

1/5量 62kcal
塩分 0.9g

材料／作りやすい分量

しめじ類	大1パック（180g）
えのきたけ	½袋（100g）
生しいたけ	5～6枚（100g）
サラダ油	大さじ1
酒	大さじ1
a　みそ	大さじ2
a　砂糖	大さじ½
a　みりん	大さじ½

作り方

1. しめじは石づきを切り落として2～3本ずつにほぐす。えのきも石づきを切り落としてほぐす。しいたけは石づきを切り落として4つ割りにする。
2. フライパンに油を中火で熱し、**1**のきのこを入れて5～6分いためる。酒をふり、水分をとばすようにいためてボールにとり出す。
3. さめたら**a**を混ぜて加え、よくあえる。

Memo　きのこ類は食物繊維が多くて低カロリー。石づきをとって食べやすく切り、冷凍保存しておくと便利で重宝します。

厚めの輪切りでシャキシャキ感を

れんこんの甘酢漬け

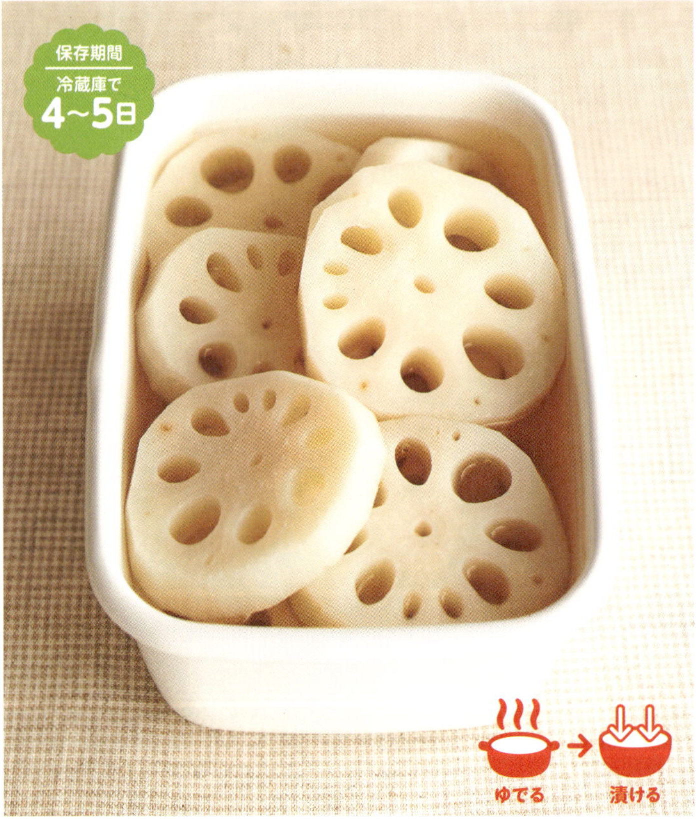

1/5量
37kcal
塩分
0.2g

材料／作りやすい分量

れんこん		小2節（250g）
酢		大さじ½
塩		少量
a	酢	⅔カップ
	水	⅓カップ
	砂糖	大さじ1～2
	塩	小さじ¼

作り方

1 大きめのボールに**a**を混ぜて砂糖と塩をとかし、甘酢を作る。

2 れんこんは皮をむき、1㎝厚さの輪切りにして水でさっと洗い、水けをきる。

3 なべにたっぷりの湯を沸かして酢、塩、れんこんを入れる。再び煮立ってから1分ほどゆでてざるにあげ、水けをきって**1**に加え、漬ける。

Memo **れんこんは長く煮るとむっちりと柔らかく、酢に漬けるとシャキシャキと歯切れがよくなります。**

根菜の中国風きんぴら

噛《か》みごたえのある根菜は早食い防止にも！

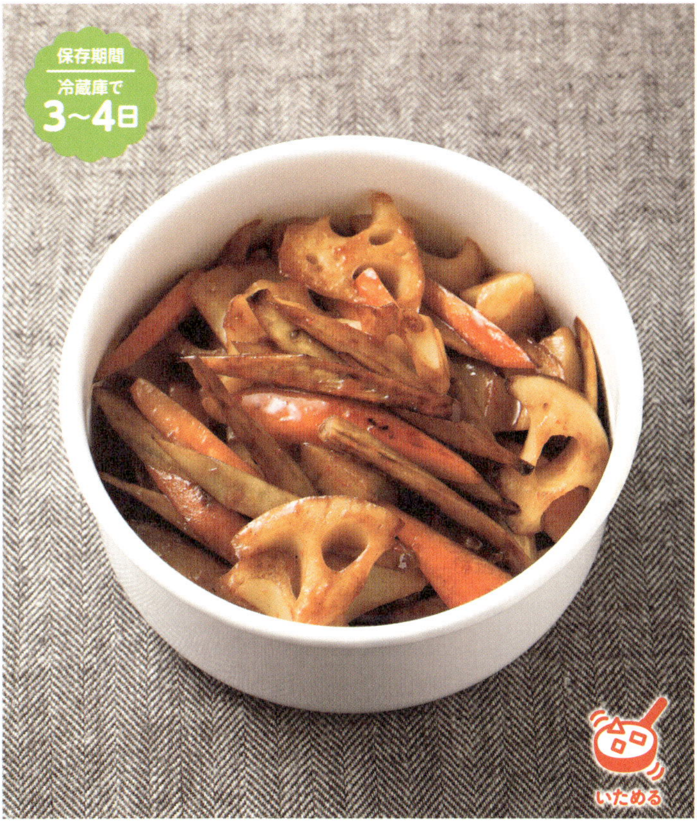

1/6量
69kcal
塩分
1.1g

材料／作りやすい分量

- れんこん……1節（200g）
- ごぼう……1本（160g）
- にんじん……50g
- ごま油……大さじ1
- a
  - オイスターソース……大さじ2
  - しょうゆ……小さじ1
  - 豆板醤《とうばんじゃん》……小さじ1〜1½※

※辛味が強いので、量は好みで。栄養価は小さじ1で計算。

作り方

1 れんこんは一口大の薄い乱切りに、ごぼうとにんじんは1㎝幅ぐらいの細い乱切りにする。れんこんとごぼうは水にさらして、水けをよくふく。

2 フライパンにごま油を熱し、ごぼうを入れて2〜3分いためる。れんこんとにんじんも加えて、焼き目をつけるようにいため（焦げつくようなら、水を大さじ1加える）、aを加えて煮からめる。

Memo　根菜とは、根に蓄えた養分を食用とする野菜のこと。大根やにんじん、ごぼうやれんこんが代表的なもので、共通して食物繊維を多く含みます。

皮つきのまま細切りにしていためるだけ

大根のカレーきんぴら

保存期間
冷蔵庫で
3~4日

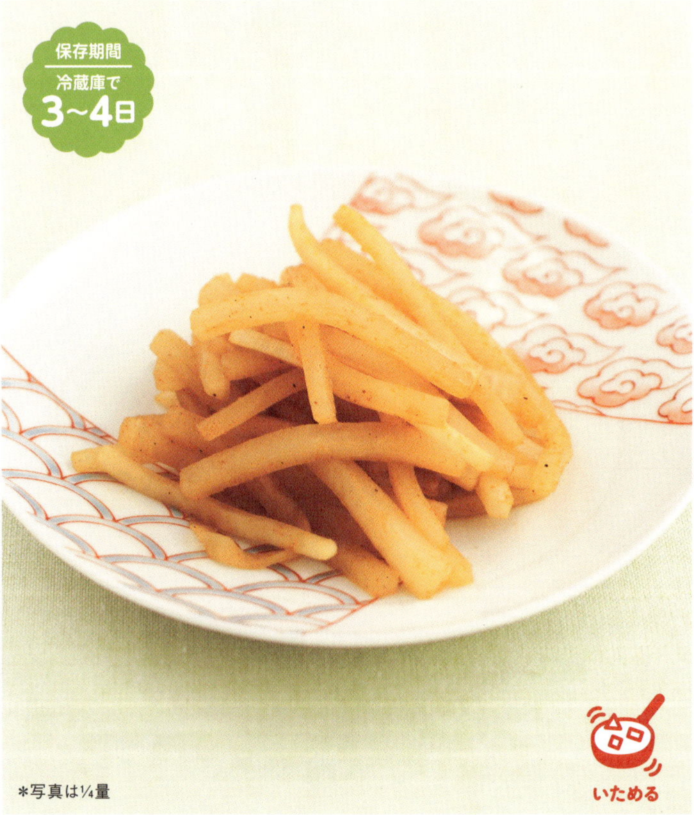

いためる

＊写真は¼量

1/4量
54kcal
塩分
0.9g

材料／作りやすい分量

大根		400g
ごま油		小さじ2
a	カレー粉	小さじ½
	みりん	小さじ4
	しょうゆ	小さじ2
	塩	小さじ⅓

作り方

1 大根は皮つきのまま細切りにする。

2 フライパンにごま油を熱し、**1**を入れていためる。しんなりとなったら**a**を加え、汁けがなくなるまで中火でいため合わせる。

Memo 【食べ方】レタスなどの葉野菜で包み、レモンを搾って食べてもおいしい。

保存期間
冷蔵庫で
3～4日

なめこのつるんとした食感でペロリといける

ほうれん草となめこの煮浸し

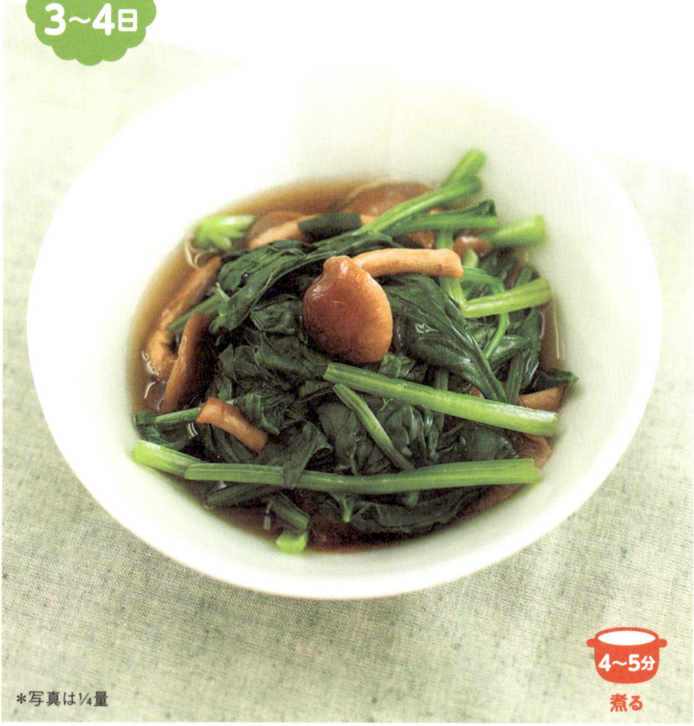

＊写真は1/4量

4～5分
煮る

1/4量
35kcal
塩分
0.7g

材料／作りやすい分量

	ほうれん草※	400g
	なめこ(大)	生1株(100g)
a	だし	1/2カップ
a	しょうゆ	大さじ1
a	みりん	小さじ2

※アクの強いほうれん草は下ゆでをしましょう。

作り方

1. ほうれん草は食べやすく切る。なめこは石づきを除く。
2. なべにaを入れて煮立て、1を加えてときどき混ぜながら、火が通るまで中火で4～5分煮る。

Memo　ほうれん草といえば緑黄色野菜の代表選手。カロテンやビタミンC、葉酸などはもちろん、鉄やカルシウムなどの無機質もバランスよく含みます。

小松菜のタラコいり

タラコの塩けが青菜とよく合う

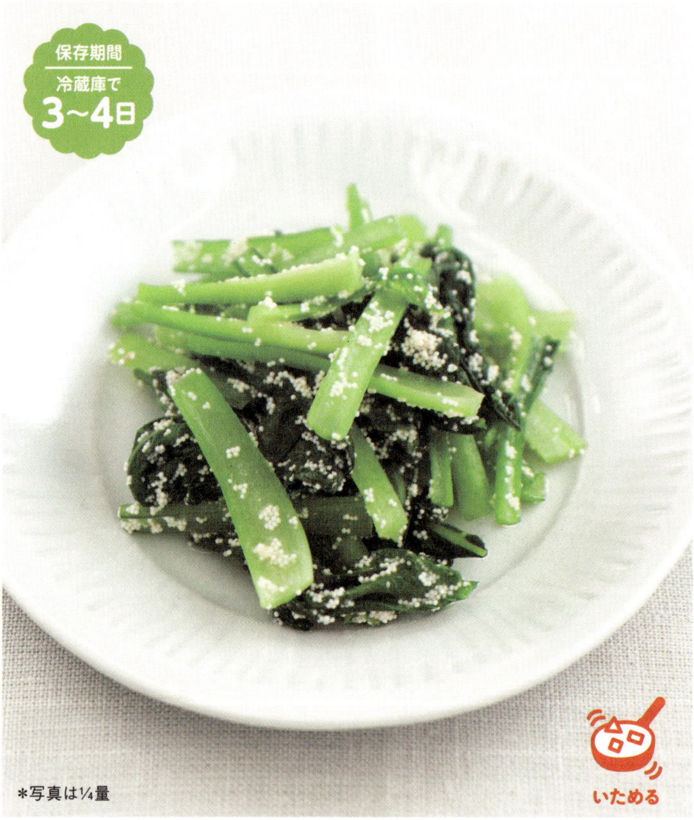

＊写真は¼量

1/4量 63kcal
塩分 0.8g

材料／作りやすい分量

- 小松菜……400g
- タラコ……60g
- オリーブ油……大さじ1
- 塩・こしょう……各少量

作り方

1. 小松菜は4cm長さに切り、タラコは薄皮を除いてほぐす。
2. フライパンにオリーブ油を熱し、小松菜を入れていため、しんなりとなったらタラコを加えて全体にからむようにいため合わせ、塩とこしょうで味をととのえる。

Memo　ほうれん草と比べるとアクが少なく食べやすい小松菜。ビタミンCやカロテンを多く含み、特にカルシウムはほうれん草を上まわります。

保存期間
冷蔵庫で
2〜3日

レンジのあとは、調味料とあえるだけ

きのこのマスタードマリネ

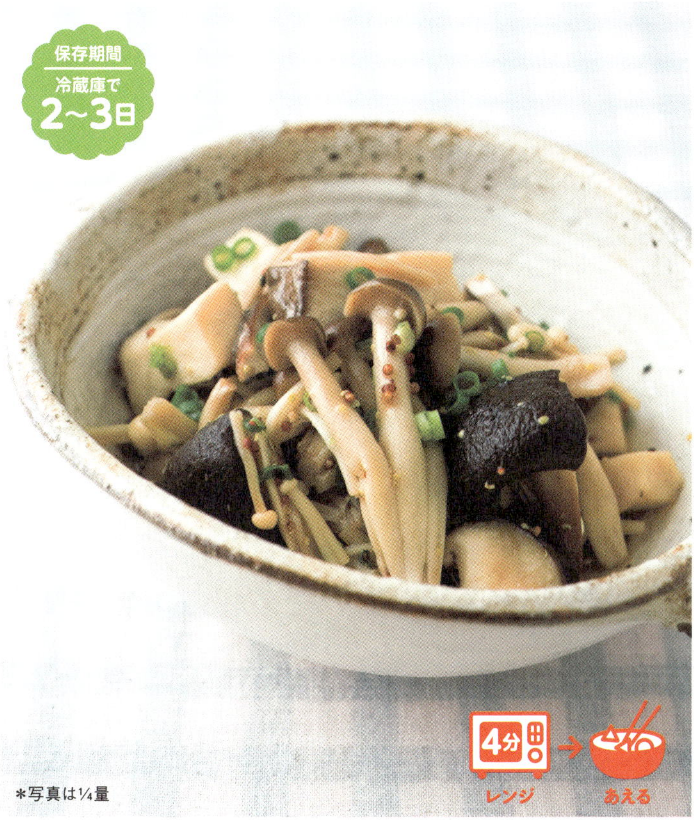

＊写真は¼量

1/4量
69kcal
塩分
1.2g

材料／作りやすい分量

- しめじ類……大1パック（200g）
- 生しいたけ……大4〜5枚（100g）
- エリンギ・えのきたけ……各100g
- a
  - 粒入りマスタード・ごま油……各大さじ1
  - 酢……大さじ2
  - 砂糖……小さじ½
  - しょうゆ……大さじ1½
  - 塩……少量
- 小ねぎ（小口切り）……2本

作り方

1 きのこはすべて石づきを除き、しめじは小房に分け、しいたけは4つ割り、エリンギは2〜3等分の長さにして縦4等分に切る。えのきは2〜3等分の長さに切ってほぐす。

2 1を耐熱容器に入れてラップをかけ、電子レンジ（600W）で4分加熱する。混ぜ合わせたaを加えてあえ、あら熱がとれたら小ねぎを加え混ぜる。

Memo　マリネに使われる酢は、食後の血糖値の上昇をゆるやかにする効果が期待できます。

ざくざく切って煮るだけ

キャベツの粒マスタード煮

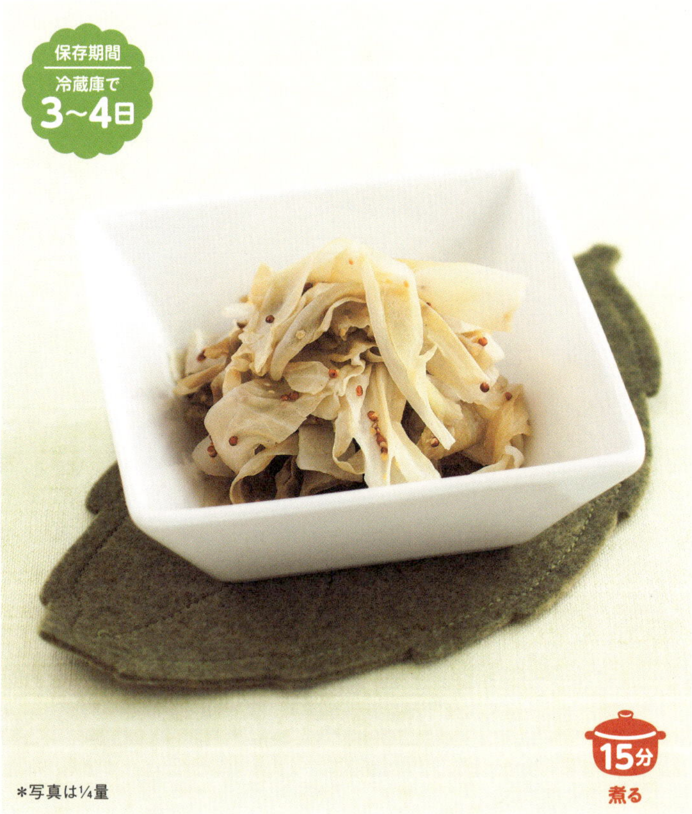

保存期間
冷蔵庫で
3〜4日

＊写真は¼量

15分
煮る

1/4量
42kcal
塩分
0.7g

材料／作りやすい分量

キャベツ		400g
にんにく		3かけ
a	粒入りマスタード	大さじ1
a	水	¼カップ
a	白ワイン	大さじ2
a	塩	小さじ⅖
a	ロリエ	1枚
a	こしょう	少量

作り方

1 キャベツは細切りにする。にんにくは薄切りにする。

2 なべに**1**と**a**を入れて混ぜ合わせ、ふたをして強火にかける。煮立つまでは強火、その後は弱火にしてキャベツがしんなりとなるまで15分ほど煮る。

Memo 【食べ方】温かいのはもちろん、冷たくしてもおいしくいただけます。

食物繊維のちょい足しに一役!

ひじきとしいたけのさんしょう風味煮

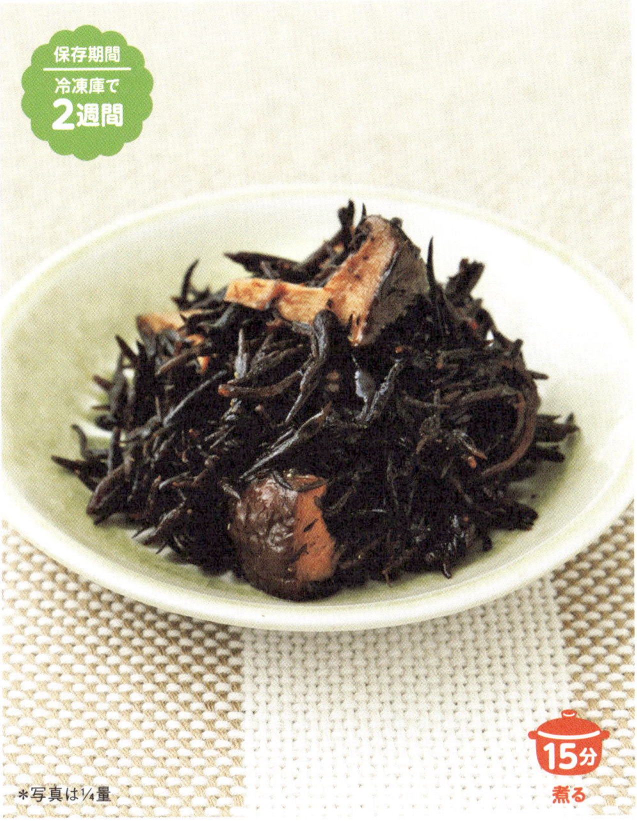
保存期間
冷凍庫で
2週間
*写真は¼量
15分
煮る

1/4量
21kcal
塩分
0.7g

材料／作りやすい分量

ひじき……乾20g
生しいたけ……3枚（45g）
a［だし……½カップ
　しょうゆ・みりん……各小さじ2
粉ざんしょう……少量

作り方

1 ひじきはさっと洗い、たっぷりの水につけてもどす。しいたけは石づきを除いて4つ割りにする。
2 なべにaを入れて火にかけ、煮立ったら、1を加えてふたをする。
3 再び煮立ったら弱火にして15分くらい煮、ふたをとる。粉ざんしょうを加え、汁けがなくなるまでときどき混ぜながら煮る。

Memo　**【食べ方】**味つけはうすめなので、保存するときは冷凍がおすすめ。凍ったままチャーハンに加えていためたり、加熱してごはんに混ぜてもよい。

身に覚えはありませんか？

「甘いものは別腹」で、食べすぎはNO！

「甘いものは別腹」という言葉を免罪符に、「食後のデザートは食べてもOK？」と都合よく解釈した経験……だれでも一度はあるのではないでしょうか。しかし、満腹にもかかわらず食べてしまうのはやはり「食べすぎ」。習慣化してしまうとたいへんです。

糖尿病の食事療法の基本は、適正なエネルギー量をとること（12ページ）。これは、朝食・昼食・夕食だけでなく、間食はもちろん、ジュースやお酒などの飲み物も含んでのことです。

間食はできるだけ控えるほうがいいのですが、あまり厳密にやりすぎるとストレスもたまります。がまんできないときは「1日1回」と決めて、血糖値を上げやすい砂糖ではなく、自然の甘みを生かしたおやつを食べるようにしましょう。できれば果物やヨーグルト、食物繊維の多いものがおすすめです。

お酒も同様で、飲みすぎは禁物。適量を守りましょう。（くわしくは72ページ）。忘れがちなのはスポーツドリンクなどの清涼飲料水。中にはエネルギーが高いものもあるので、かならず成分表示をチェックしてください。

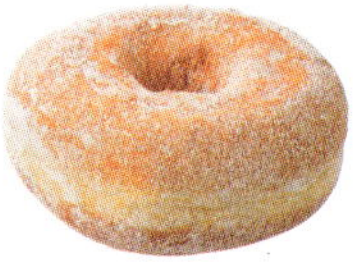

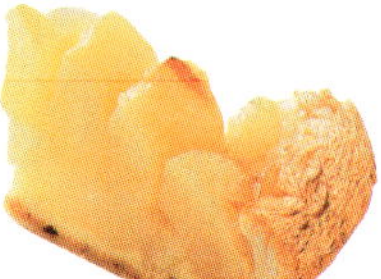

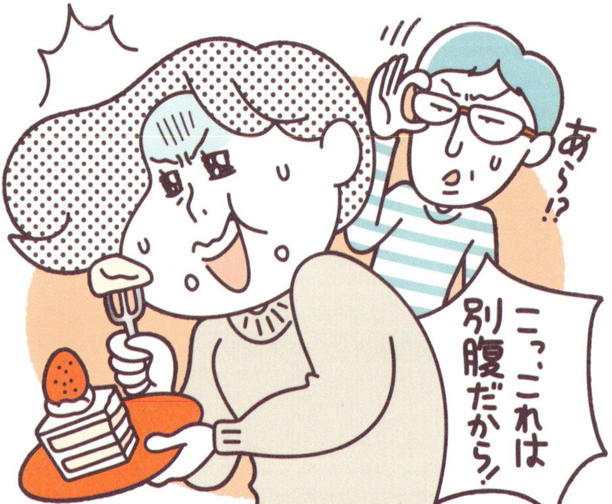

4章

「おかずのもと」を作りおき

そのまま副菜として食べられるうえ、食材を足して主菜や汁物へもアレンジできる、副菜を使った「おかずのもと」をご紹介。作りおきおかずはラクだけど、毎日続くと飽きてしまうという人におすすめです。

保存期間 冷蔵庫で 3~4日　保存期間の目安を示しています。

材料を混ぜて2～4分蒸し煮

青菜のオイル蒸し

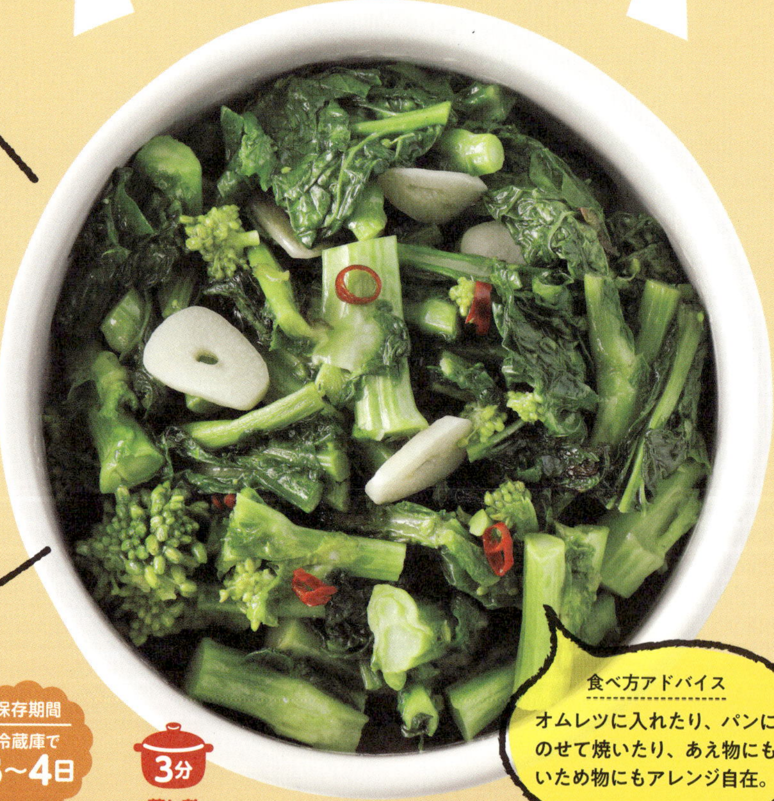

保存期間
冷蔵庫で
3～4日

3分
蒸し煮

食べ方アドバイス

オムレツに入れたり、パンにのせて焼いたり、あえ物にもいため物にもアレンジ自在。

材料／作りやすい分量

青菜（菜の花）※……300g
にんにく（薄切り）……1かけ
赤とうがらし（小口切り）……少量
オリーブ油……大さじ1½
塩……小さじ⅔
こしょう……少量

※ほかに小松菜、ブロッコリーなど。ブロッコリーは小房に分ける。加熱時間は小松菜、青梗菜は2分、ブロッコリーは4分ほど。

作り方

1 青菜は4～5cm長さに切る。
2 厚手のなべに1とほかの全材料を入れてさっくりと混ぜる。ふたをして中火にかけ、3分蒸し煮にする。

約1/4量
68kcal
塩分
0.8g

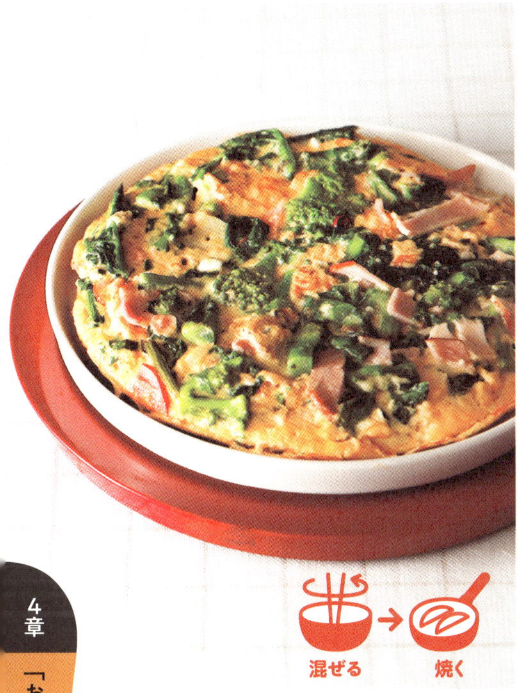

アレンジ❶

具だくさんのオムレツがさっと完成

青菜入り スパニッシュオムレツ

材料／2人分

青菜のオイル蒸し（右ページ）……½量
ロースハム……3枚
a
- とき卵……4個分
- 牛乳……¼カップ
- カテージチーズ……40g
- 塩・こしょう……各少量

オリーブ油……小さじ½

作り方

1 ハムは半分に切ってから1㎝幅に切り、ボールに入れて青菜のオイル蒸しとaを加えて混ぜ合わせる。
2 フライパンにオリーブ油を熱し、1を流し入れる。 全体を大きく混ぜながら半熟になるまで火を通し、平らにならす。ふたをして弱火で5分ほど焼く。

1人分 303kcal 塩分 2.3g

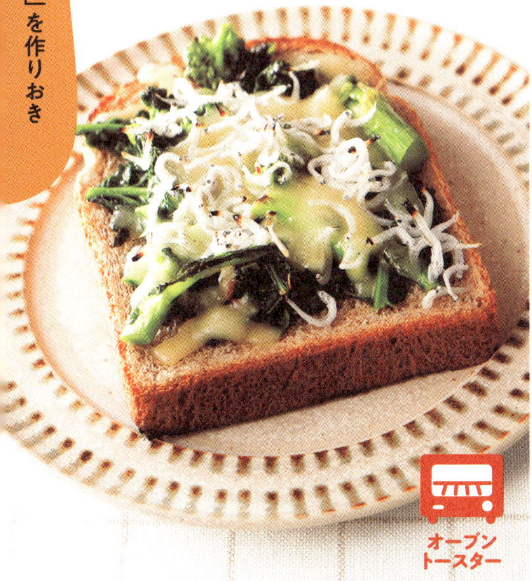

アレンジ❷

忙しい朝にぴったり!

青菜とシラスの チーズトースト

材料／2人分

青菜のオイル蒸し（右ページ）……½量
全粒粉食パン……6枚切り2枚
シラス干し……10g
とろけるチーズ……20g

作り方

パンに汁けをきった青菜のオイル蒸し、シラス、チーズを等分にのせ、オーブントースターでこんがりと焼く。

1人分 266kcal 塩分 1.8g

火の通りやすいきのこは時短調理の味方

きのこの甘酢煮

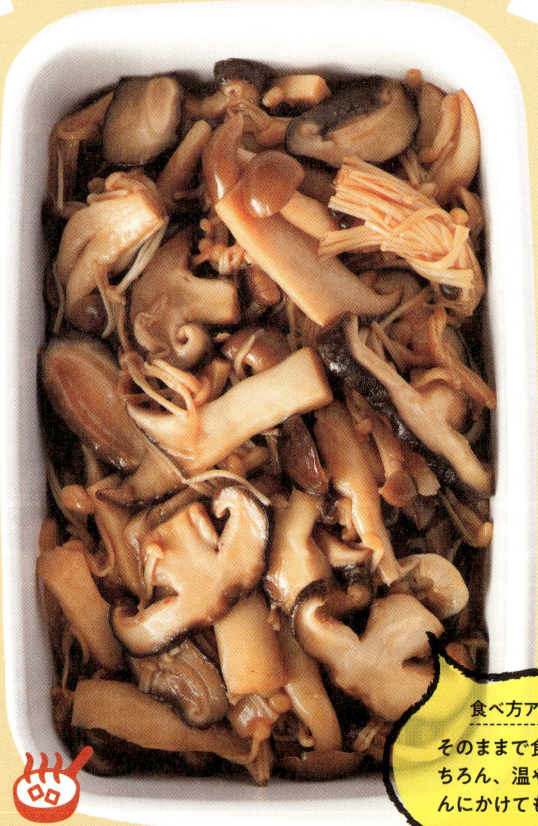

保存期間
冷蔵庫で
3〜4日

いため煮

食べ方アドバイス

そのままで食べるのはもちろん、温やっこやごはんにかけてもおいしい。

材料／作りやすい分量

きのこ（生しいたけ、エリンギ、しめじ類、えのきたけなど適宜）…………合わせて400g
サラダ油……………………………大さじ1
a［酢・しょうゆ・みりん…各大さじ2
　 砂糖……………………………小さじ1

作り方

1 きのこは石づきを除き、しいたけ、エリンギは薄切りにする。しめじはほぐす。えのきは長ければ半分の長さに切ってほぐす。

2 フライパンに油を熱し、**1**をいためる。しんなりとなったら**a**を加えてひと煮し、火を消す。

約1/4量
70kcal
塩分
1.3g

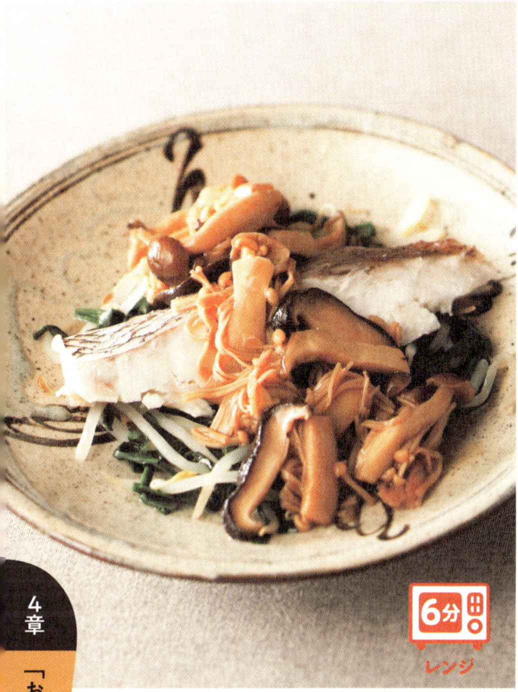

魚と野菜、全部まとめてレンジで加熱

白身魚のレンジ蒸し きのこの甘酢煮がけ

アレンジ❶

材料／2人分

きのこの甘酢煮（右ページ）…… ½量
- 白身魚（タイなど）…… 2切れ（160g）
- 酒 …… 小さじ1½
- 塩 …… 少量

にら …… 50g
もやし …… ½袋（100g）

作り方

1 白身魚は酒と塩をふる。
2 にらはざくざくと切り、もやしは適宜ひげ根を除く。
3 耐熱容器に**2**を広げ、**1**をのせる。ふんわりとラップをかけ、電子レンジ（600W）で6分加熱する。器に盛り、きのこの甘酢煮をかける。

1人分 224kcal 塩分 1.6g

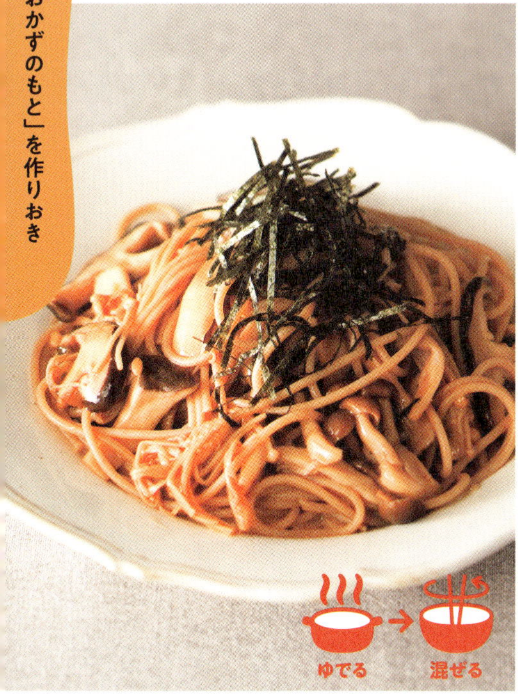

全粒粉パスタで食物繊維をさらにUP

きのこスパゲティ

アレンジ❷

材料／2人分

きのこの甘酢煮（右ページ）…… ½量
全粒粉スパゲティ …… 乾200g
バター …… 10g
刻みのり …… 適量

作り方

1 スパゲティは袋の表示どおりにゆで、ざるにあげる。
2 **1**をボールに入れ、熱いうちにきのこの甘酢煮とバターを加えて混ぜ合わせる。器に盛り、のりをのせる。

1人分 460kcal 塩分 2.3g

塩もみするだけで、次の調理がぐんとラクに

塩もみキャベツ

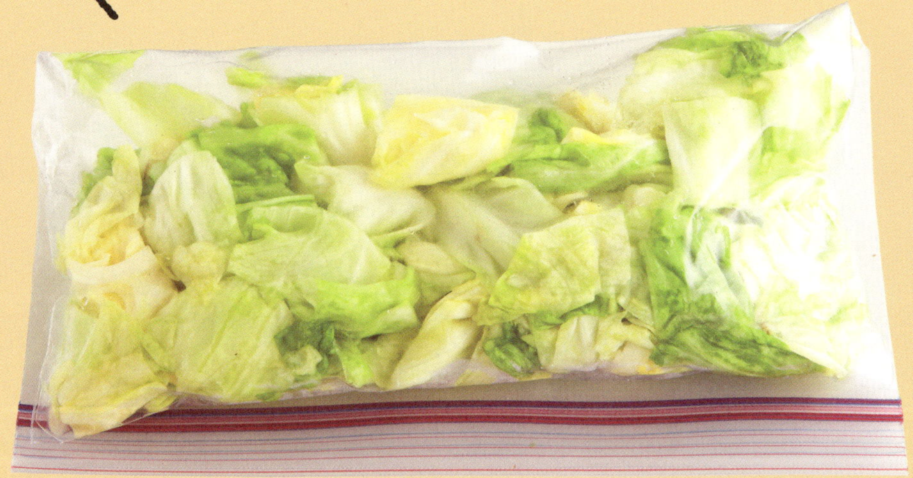

保存期間
冷蔵庫で
4〜5日

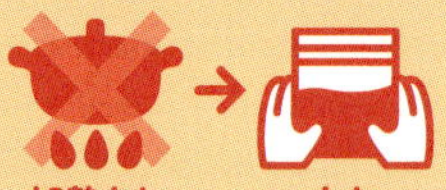

食べ方アドバイス

そのまま浅漬けとして食べたり、たっぷりの削りガツオであえてもおいしい。

材料／作りやすい分量

キャベツ……大½個（500g）
塩……小さじ1

作り方

1 キャベツは水でさっと洗って水けをふき、芯《しん》を除いて4㎝角に切る。
2 大きめのジッパーつきポリ袋に入れて塩をふり、塩が全体になじむよう袋の外側から軽くもむ。空気を抜いて口を閉じ、冷蔵庫で半日以上おく。

約1/5量
23kcal
塩分
0.5g

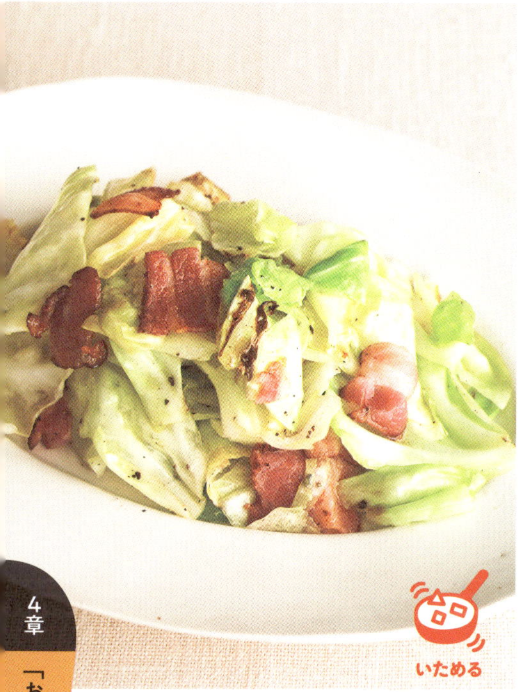

ベーコンから出る脂となじめばOK

塩もみキャベツのベーコンいため

アレンジ❶

材料／2人分

塩もみキャベツ（右ページ）…………200g
ベーコン（1.5cm幅に切る）………6枚（80g）
サラダ油…………………………小さじ1
酒……大さじ1　　　こしょう……少量

作り方

1 フライパンに油とベーコンを入れて弱火にかけ、カリカリになるまでいためる。
2 中火にし、キャベツを水けを軽く絞ってから加えていため合わせ、油がなじんだら酒とこしょうをふる。

1人分 212kcal
塩分 1.3g

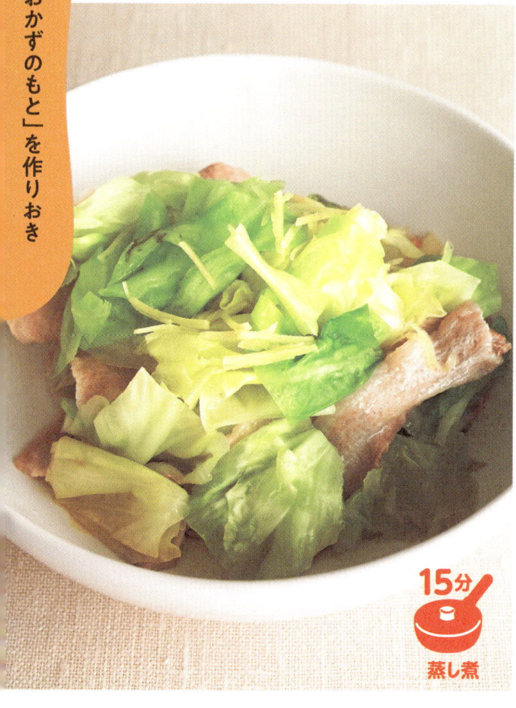

栄養がとけ出た蒸し汁までおいしく

塩もみキャベツと豚肉の重ね蒸し

アレンジ❷

材料／2人分

塩もみキャベツ（右ページ）…………250g
豚バラ薄切り肉……………………100g
しょうが（せん切り）………………小½かけ
酒……大さじ2　　　水……大さじ4〜5

作り方

1 豚肉は長さを半分に切る。
2 フライパンに豚肉の½量を敷き、塩もみキャベツの½量をのせる。同様に豚肉、キャベツを重ねて最後にしょうがを散らし、酒と水をふる。
3 ふたをして中火にかけ、煮立ってきたら弱火にし、15分蒸し煮にする。

1人分 224kcal
塩分 0.7g

そのまま食べても、いため物にしても!

塩もみ白菜

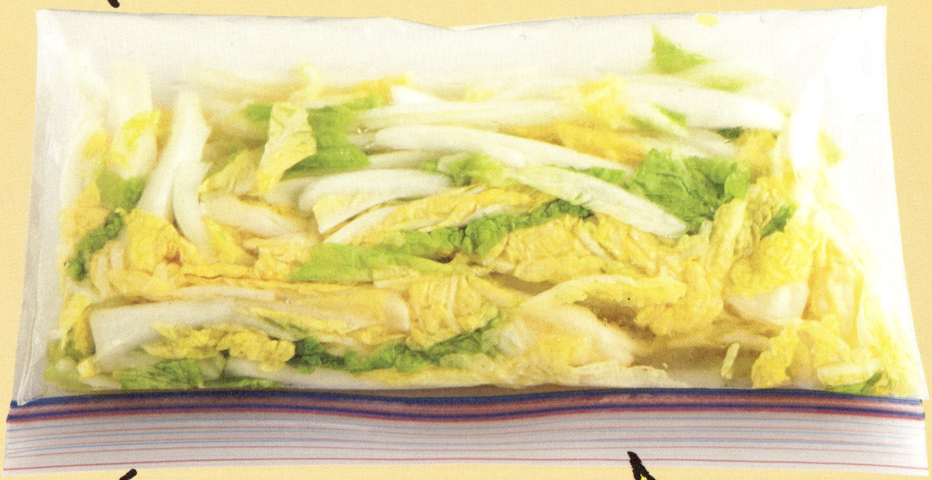

食べ方アドバイス

ごま油とにんにくであえてナムル風にしたり、酢とオイルをからめてサラダにしても◎。

保存期間
冷蔵庫で
4~5日

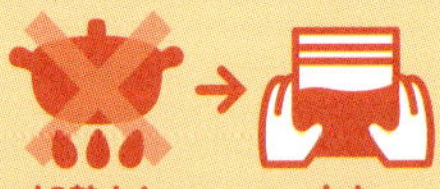

加熱なし → もむ

材料／作りやすい分量

白菜 ………………………… ¼個（500g）
塩 ………………………………… 小さじ1

作り方

1 白菜は株のまま水でさっと洗って水けをきり、芯《しん》を斜めに切り落としてから長さを4等分に切る。芯に近いほうは縦に1㎝幅、葉は2㎝幅に切る。

2 大きめのジッパーつきポリ袋に入れて塩をふり、塩が全体になじむよう袋の外側から軽くもむ。空気を抜いて口を閉じ、冷蔵庫で半日以上おく。

約1/4量
18kcal
塩分
0.4g

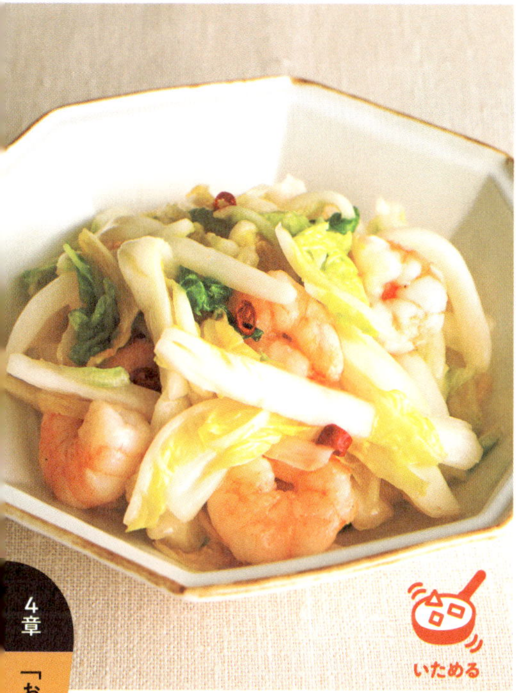

いためる時間が短くてすむ

アレンジ❶

塩もみ白菜とエビのピリ辛いため

材料／2人分

- 塩もみ白菜（右ページ・軽く水けを絞る）…300g
- むきエビ（小）…100g
- かたくり粉…大さじ1
- 赤とうがらし（5mm幅に切る）…1本
- サラダ油……大さじ1　酒……大さじ1

作り方

1. エビは背わたがあれば除き、水で洗って水けをふき、粉をまぶす。
2. フライパンに油を中火で熱し、エビをいためる。色が変わったら白菜、赤とうがらしを加えてさっといため、酒をふっていため合わせる。

1人分 146kcal　塩分 0.7g

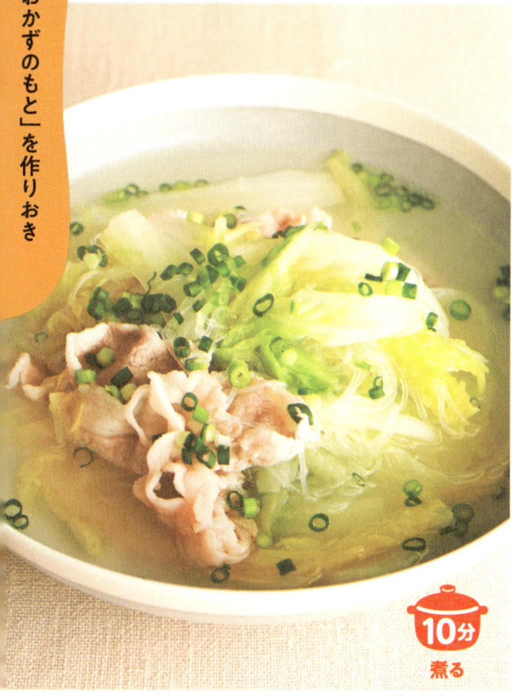

白菜の塩けをいかしてスープに

アレンジ❷

塩もみ白菜と豚肉のはるさめスープ

材料／2人分

- 塩もみ白菜（右ページ）…300g
- 豚ロースしゃぶしゃぶ用肉…160g
- はるさめ（6〜7cm長さに切る）…乾30g
- 小ねぎ（小口切り）…大さじ2
- 水……4〜5カップ　酒……大さじ2

作り方

1. なべに分量の水を入れて湯を沸かし、豚肉を1枚ずつ広げて入れる。肉の色が変わったら火を弱め、アクを除いて酒を加える。
2. はるさめ、塩もみ白菜を加えて混ぜ、ふたをして中火で10分煮る。器に盛り、小ねぎを散らす。

1人分 302kcal　塩分 0.6g

そのままお弁当のおかずにも

塩ゆでブロッコリー

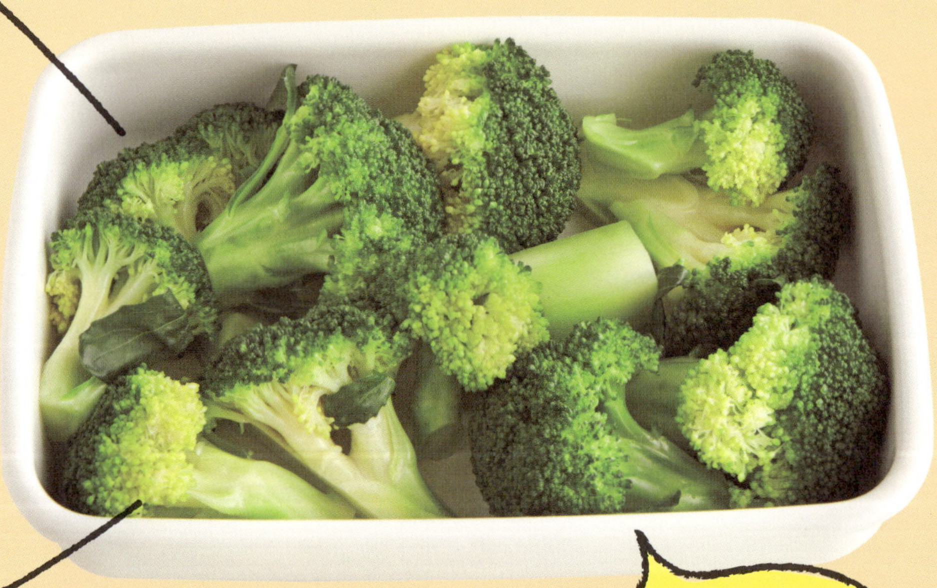

食べ方アドバイス

イカやタコなど魚介のいため物に加えたり、細かく刻んでチャーハンに入れても。

保存期間
冷蔵庫で
3〜4日

ゆでる

材料／作りやすい分量

ブロッコリー	1〜2個（250〜400g）
塩	適量

作り方

1 ブロッコリーは茎の長いものは茎を切ってから小房に分け、茎は皮をむいて食べやすく切る。

2 なべにたっぷりの湯を沸かして塩（湯1.2ℓに対して小さじ½〜1）を入れる。ブロッコリーを½量入れ、好みのかたさにゆでてとり出す。残りも同様にゆでてさます。

約1/3量※
28kcal
塩分
0.2g

※ブロッコリー250gとして

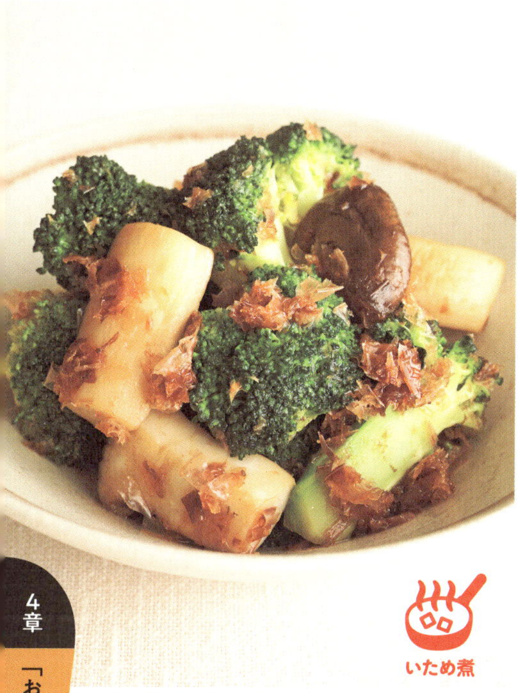

いため煮

下ゆでしているからパパッと完成

アレンジ❶

塩ゆでブロッコリーとエリンギのいため煮

材料／2人分

塩ゆでブロッコリー（右ページ）……200g
エリンギ……大2本（100g）
サラダ油……大さじ1
a［みりん・酒……各大さじ2
　しょうゆ……小さじ2
削りガツオ……5g

作り方

1 エリンギは長さを半分に切ってさらに縦4等分に切る。
2 フライパンに油を中火で熱し、エリンギを焼く。ブロッコリーを加えてさっといため、aを加えて弱火で煮からめ、削りガツオをふって火を消す。

1人分 188kcal
塩分 1.2g

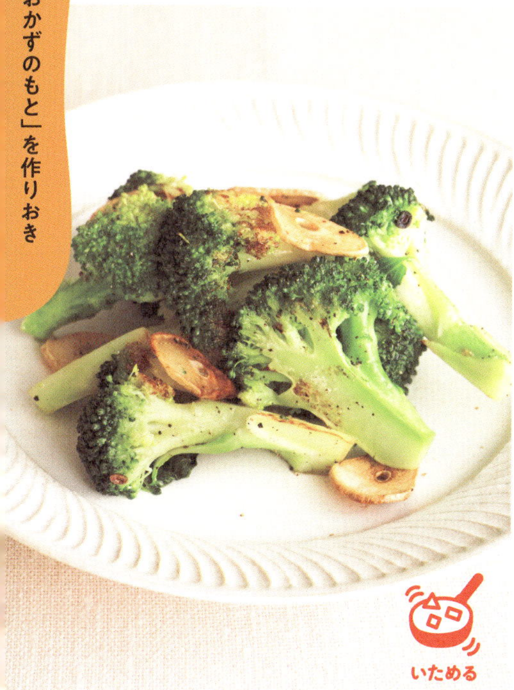

いためる

あまり動かさず、焼きつけるように

アレンジ❷

塩ゆでブロッコリーのガーリック焼き

材料／2人分

塩ゆでブロッコリー（右ページ）……200g
にんにく（薄切り）……1かけ
オリーブ油……大さじ1½
塩・こしょう……各少量

作り方

1 フライパンにオリーブ油とにんにくを入れて弱火にかけ、カリカリになるまでいためる。
2 ブロッコリーを加えて中火にし、両面を焼き、塩とこしょうをふる。

1人分 120kcal
塩分 0.5g

汁の実やいため物に使える万能選手

塩ゆでほうれん草

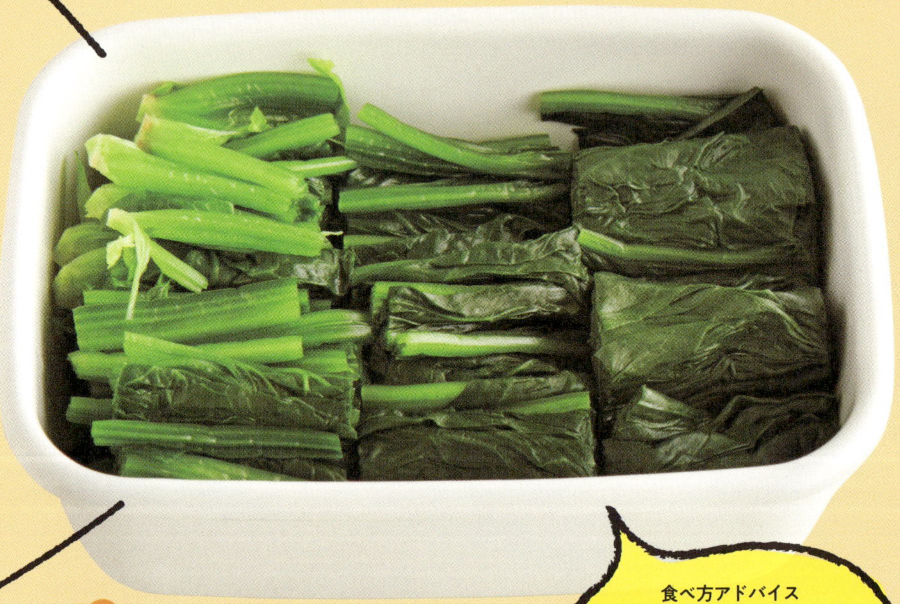

保存期間
冷蔵庫で
3〜4日

ゆでる

食べ方アドバイス

グラタンやオムレツの具にもぴったり。 時間がたつと水分が出てくるので、調理前にしっかり絞って。

材料／作りやすい分量

ほうれん草……………………200〜400g
塩 ……………………………………適量

作り方

1 ほうれん草は根元に十文字の切り込みを入れ、水に10分ほど浸してよごれを落とし、洗う。

2 なべにたっぷりの湯を沸かして塩（湯1.2ℓに対して小さじ½〜1）を入れる。**1**を⅓量入れて30秒〜1分ゆで、冷水にとってさます。 残りも同様にゆでてさます。 水けを絞って、3〜4㎝長さに切る。

約1/3量※
13kcal
塩分
0.1g

※ほうれん草200gとして

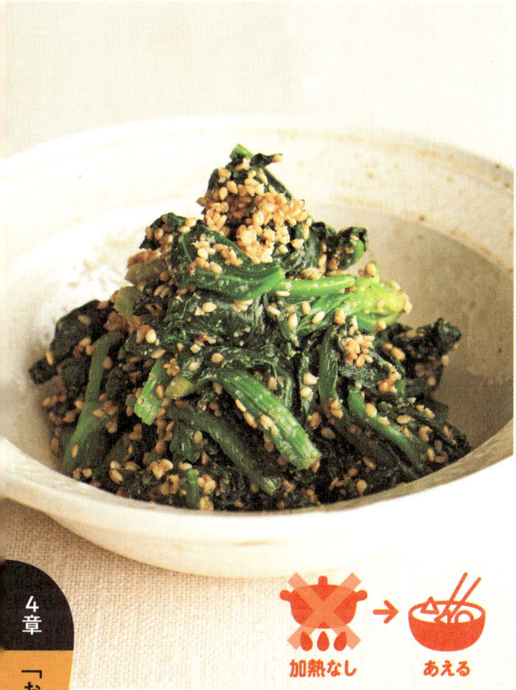

たっぷりのすりごまとあえて

アレンジ❶

塩ゆでほうれん草のごまあえ

材料／2人分

塩ゆでほうれん草（右ページ）……160g
a［酢……大さじ2
　すり白ごま……大さじ4
　砂糖・しょうゆ……各小さじ2］

作り方

1 ほうれん草は水けを絞る。
2 ボールにaを入れて混ぜ合わせ、ほうれん草を加えてあえる。

1人分 108kcal
塩分 1.0g

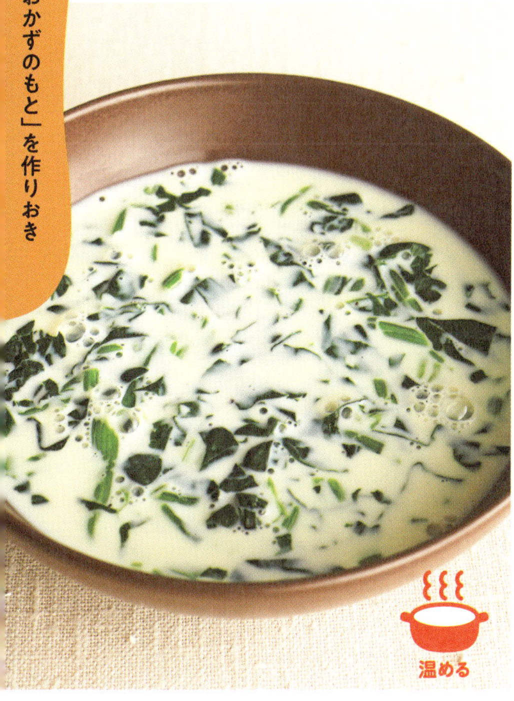

豆乳を入れたら温める程度で

アレンジ❷

塩ゆでほうれん草の豆乳スープ

材料／2人分

塩ゆでほうれん草（右ページ）……120g
無調整豆乳……1カップ
水……1カップ
塩……小さじ½
こしょう……少量

作り方

1 ほうれん草は水けを絞り、1cm幅に切る。
2 なべにほうれん草と豆乳、水を入れて中火にかけ、煮立ちかけたら弱めの中火にし、塩とこしょうを加えて温め、火を消す。

1人分 59kcal
塩分 1.3g

NGの理由を理解しよう

お酒はごはんの代わりにならない

　糖尿病だからといって、「絶対にお酒は禁止」というわけではありません。お酒を飲んでもよいのか、どの程度までなら飲めるのかは、医師に相談して確認するようにしましょう。特に薬を飲んでいる人は要注意です。

　お酒の危険なところは、アルコールが胃酸の分泌を促進して、つい食べすぎにつながることです。おつまみには高エネルギー・高塩分のものが多くあります。糖質オフのアルコール飲料や、ノンアルコールの飲料を選んでも、食べすぎの危険性は同じです。

　また、「ごはんを減らせば、お酒を飲んでもだいじょうぶ」と思っている人も多くいますが、お酒は「エンプティカロリー」ともいうように、エネルギー以外の栄養はほとんどありません。ごはんなどの穀類には食物繊維はもちろん、ビタミンやミネラルなどの栄養素が含まれています。エネルギーが同じぐらいだからといって、「ごはん→お酒」と置きかえられるものではないのです。

　糖尿病の人の食事でたいせつなのは、適正なエネルギー量と栄養バランス。それをふまえて、お酒とじょうずにつき合いましょう。

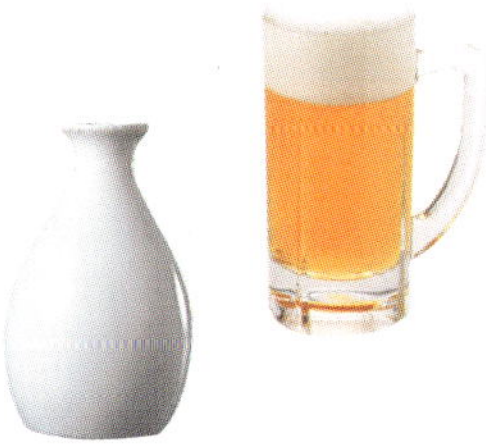

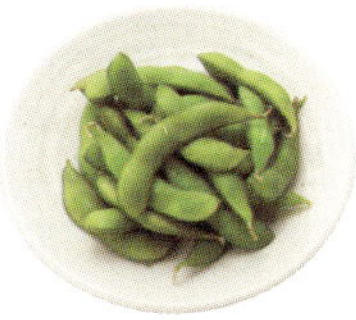

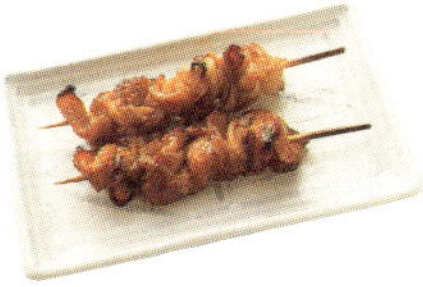

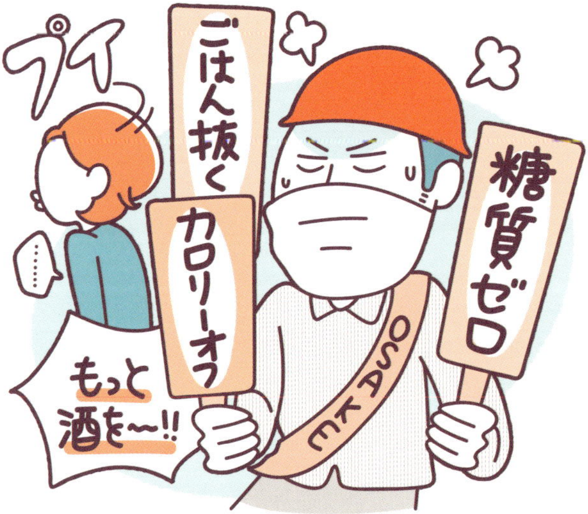

5章

野菜がとれるヘルシーな主菜

1食あたりの肉や魚などの適量の目安は、よく「手のひらにのるサイズ」といわれます。これまで好きなだけ食べてきた人は「もの足りない」と感じるかもしれません。ここでは、野菜不足を補いつつ満足感も持てる主菜のレシピを紹介します。

野菜たっぷり 150g 1人分

1人分で野菜（ここではきのこを含む）が100gを超える料理につけています。

刺し身を使ったスピード料理

アジのワカモレ風

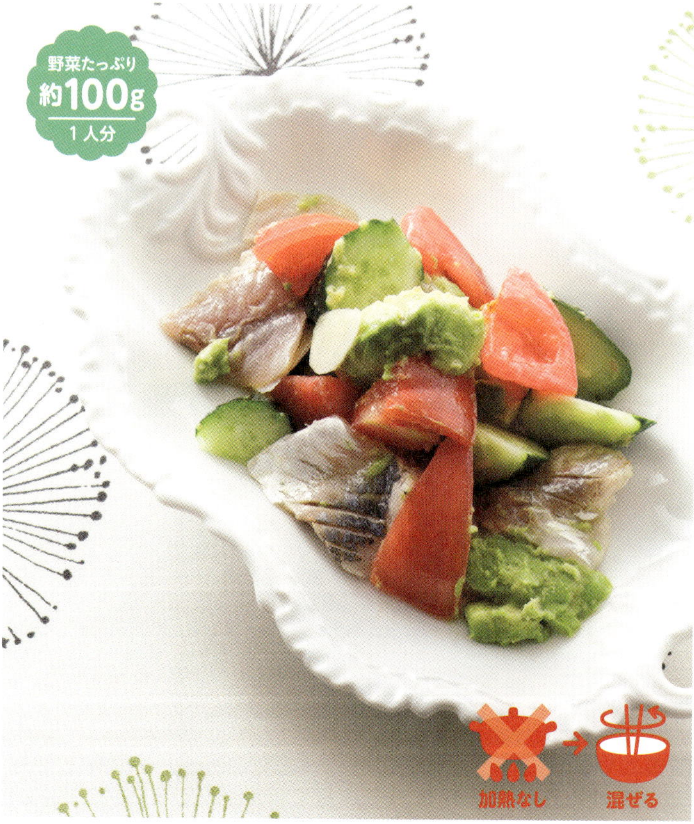

1人分
230kcal
塩分
1.0g

材料／2人分

アジ（刺し身用）		100g
a	レモン果汁	小さじ1
	塩	少量
トマト		大½個（125g）
アボカド		100g
きゅうり		70g
b	にんにく（薄切り）	⅓かけ
	オリーブ油	大さじ1
	レモン果汁	大さじ½
	塩	小さじ¼弱

作り方

1 アジは皮側に斜めに細かく切り目を入れて食べやすい大きさに切り、**a**をふる。

2 トマトはくし形切りにしてから横半分に切り、きゅうりは短めの乱切りにする。アボカドは縦半分に切って種を除き、スプーンで果肉をとり出す。

3 ボールに**b**を混ぜ合わせる。**1**、**2**を加え、アボカドがつぶれないようにさっと混ぜ合わせる。

Memo **【作り方】作ってから1時間ほど冷やすとさらにおいしい。アジの代わりにイワシやサーモン、ゆでダコを使ってもOK！**

低カロリーなので軽めの食事にしたいときに

イワシとミニトマトのにらみそあえ

野菜たっぷり
100g
1人分

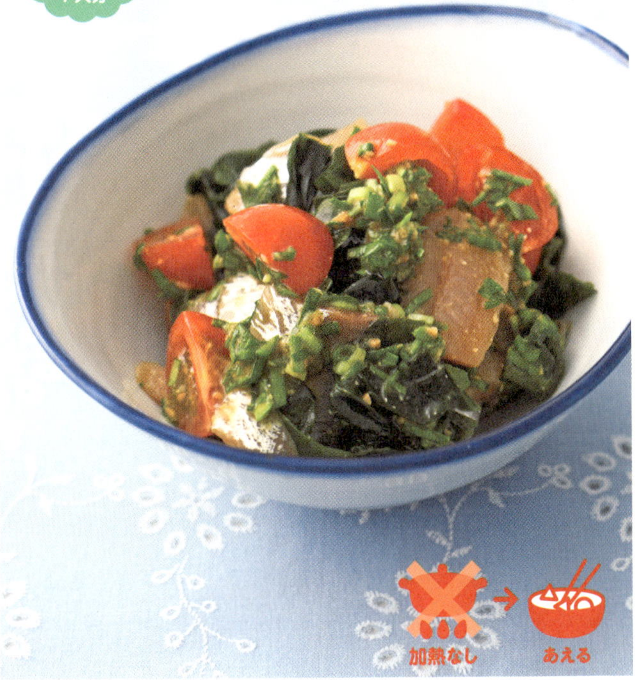

1人分
165kcal
塩分
1.3g

材料／2人分

- イワシ（刺し身用）……120g
- ミニトマト……5個
- カットわかめ……乾3g
- a
  - にら（5mm幅に切る）……30g
  - 卵黄……1個
  - みそ……大さじ1

作り方

1. イワシは食べやすく切る。
2. わかめはぬるま湯に浸して5〜10分おいてもどし、ざるにあげる。ミニトマトは4つ割りにする。
3. ボールに**a**を混ぜ合わせ、**1**、**2**を加えてあえる。

Memo 魚の油に含まれるn-3系多価不飽和脂肪酸のEPAとDHAは、生活習慣病の予防に有効です。加熱すると減少してしまうので、刺し身は効率がよい食べ方といえます。

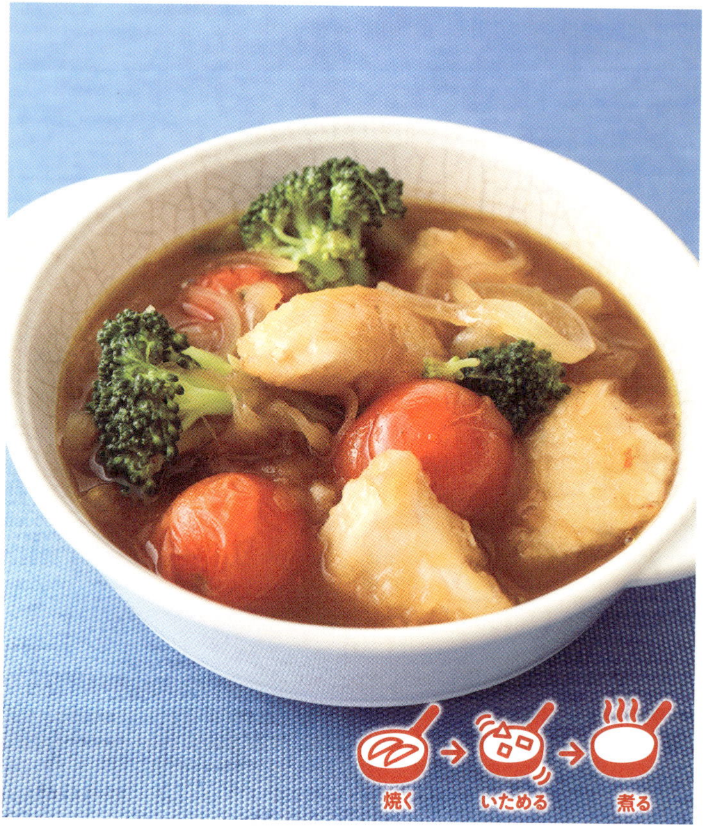

ルーは少なく、肉↓魚でカロリーダウン

カジキのスープカレー

1人分
276kcal
塩分
1.8g

材料／2人分

┌ カジキ	2切れ（160g）
└ 酒・かたくり粉	各小さじ1
玉ねぎ（薄切り）	¼個（50g）
サラダ油	大さじ1
だし	2カップ
ブロッコリー（小房に分ける）	60g
ミニトマト（へたを除く）	6個
カレールー	1かけ
しょうゆ	小さじ1

作り方

1 カジキは4〜5等分に切り、酒をふってかたくり粉をまぶす。
2 フライパンに油の半量を熱し、カジキを焼いてとり出す。
3 残りの油を熱して玉ねぎをよくいため、だしを加える。煮立ったらブロッコリーを加えて約2分煮、**2**とミニトマトを加える。再び煮立ったら火を消し、カレールーを加えてとかし、再び火にかけてひと煮したらしょうゆで味をととのえる。

Memo 市販のカレールーは油が多く、パッケージの表示どおりにカレーを作ると高脂質、高エネルギーになりがち。上記では2人分で1かけ使用。

サケのごまみそ焼き

フライパン1つでサケと同時に野菜を蒸し焼きに

野菜たっぷり
135g
1人分

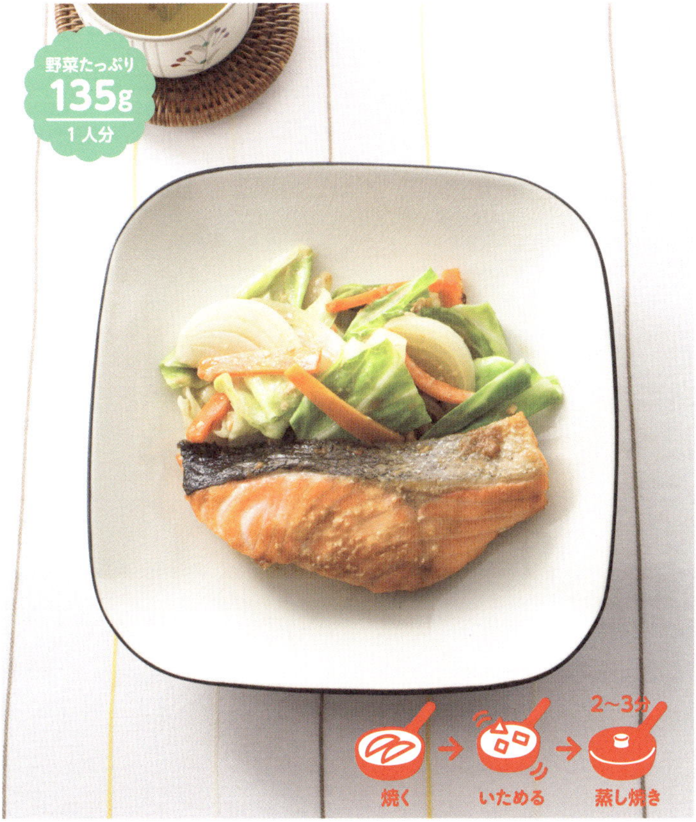

1人分
242kcal
塩分
1.8g

材料／2人分

	生ザケ	2切れ（150g）
	塩	少量
	酒	大さじ1
	玉ねぎ（薄いくし形切り）	80g
	にんじん（5㎝長さの短冊切り）	40g
	キャベツ（ざくざくと切る）	150g
	サラダ油	大さじ1
a	しょうが（すりおろす）	小1かけ
a	みそ・みりん	各大さじ1
a	練り白ごま	大さじ⅔
a	しょうゆ	小さじ½

作り方

1 サケは塩と酒をふる。aは混ぜ合わせる。

2 フライパンに油を中火で熱し、サケを入れて両面に焼き色をつける。片側に寄せ、あいた所に玉ねぎとにんじんを加えて軽くいため、キャベツを加えていため合わせる。全体にaを加え混ぜてふたをし、2〜3分蒸し焼きにする。

Memo　サケの身が赤いのはアスタキサンチンという色素によるもので、分類的には赤身魚ではなく白身魚です。くせがなくて食べやすく、EPAやDHA（→P.75）もとれます。

こう見えて一日に必要な野菜の半分がとれます

サバの簡単ハーブ蒸し焼き

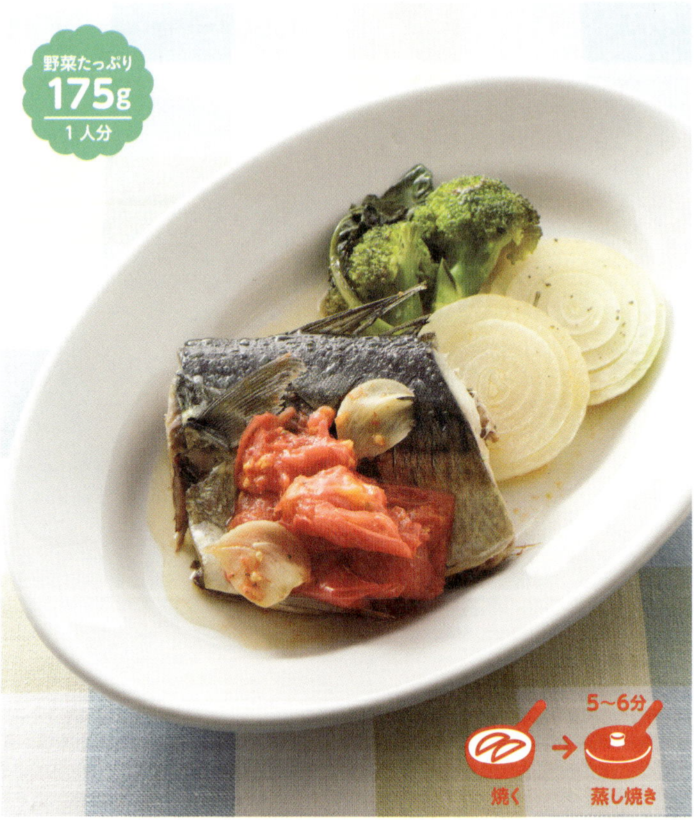

野菜たっぷり
175g
1人分
5〜6分
焼く
蒸し焼き

1人分
282kcal
塩分
1.3g

材料／2人分

	サバ	2切れ(140g)
	塩	小さじ⅕弱
	酒	大さじ1
	トマト	小1個(150g)
	玉ねぎ	120g
	ブロッコリー	80g
a	オリーブ油	大さじ1
a	にんにく(薄切り)	1かけ
b	ハーブソルト※	小さじ¼
b	酒	大さじ2

※塩小さじ⅕＋好みの乾燥ハーブ少量で代用できる。

作り方

1 サバは皮に切り目を入れ、塩と酒をふる。トマトは一口大に切り、玉ねぎは1㎝厚さの輪切りに、ブロッコリーは小房に分ける。

2 フライパンに**a**を弱火で熱し、香りが立ったら中火にしてサバを皮目から入れ、両面に焼き色をつける。

3 玉ねぎを並べ入れ、トマトとブロッコリーを加え、**b**をふる。

4 ふたをし、火を弱めて5〜6分蒸し焼きにする。

Memo サバは脂質が多く、中でもEPAやDHA(→P.75)を特に多く含みます。秋から冬にかけて脂質量が増加し、脂がのってよりおいしくなります。

サワラのレンジ蒸し

野菜と合わせて、レンジにかけるだけ

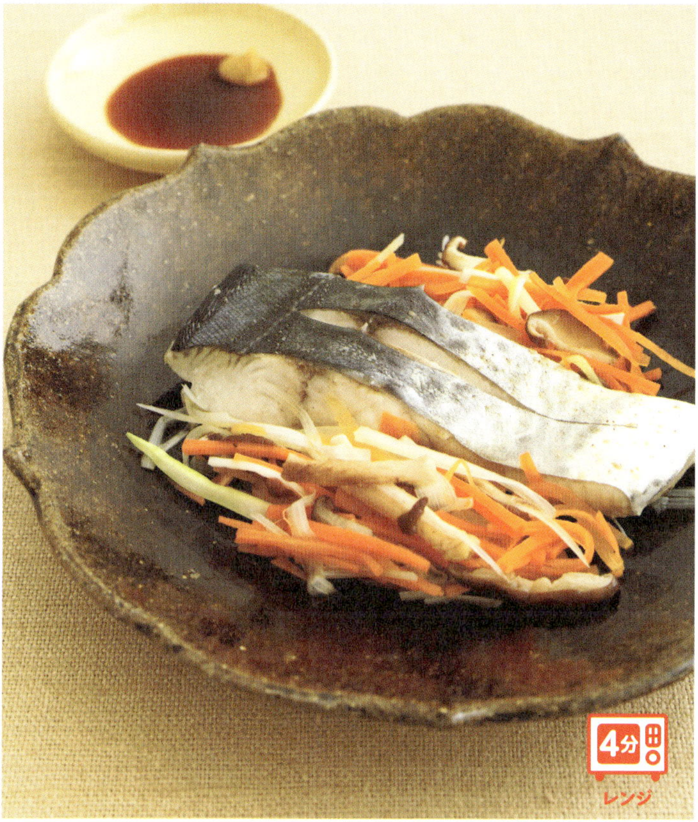

1人分
173kcal
塩分
1.4g

材料／2人分

サワラ	2切れ（160g）
塩・こしょう	各少量
にんじん	50g
ねぎ	8cm（15g）
生しいたけ	2枚（30g）
しょうが（せん切り）	½かけ
酒	大さじ1
しょうゆ	小さじ2
からし	少量

作り方

1 サワラは皮目に切り目を1本入れ、塩とこしょうをふる。

2 にんじんとねぎは4cm長さのせん切りにし、しいたけは薄切りにする。

3 耐熱容器に**2**としょうがを敷き、**1**をのせる。酒をふり、ふんわりとラップをかけて電子レンジ（600W）で4分加熱し、とり出してそのまま2〜3分蒸らす。器に盛り、からしじょうゆを添える。

Memo　**サワラは、魚の中では低脂肪、低エネルギーで高たんぱく質。しっとりとした肉質で、淡泊な味わいです。**

レンジで簡単！ 魚介のうま味を野菜とともに

タイのレンジアクアパッツァ

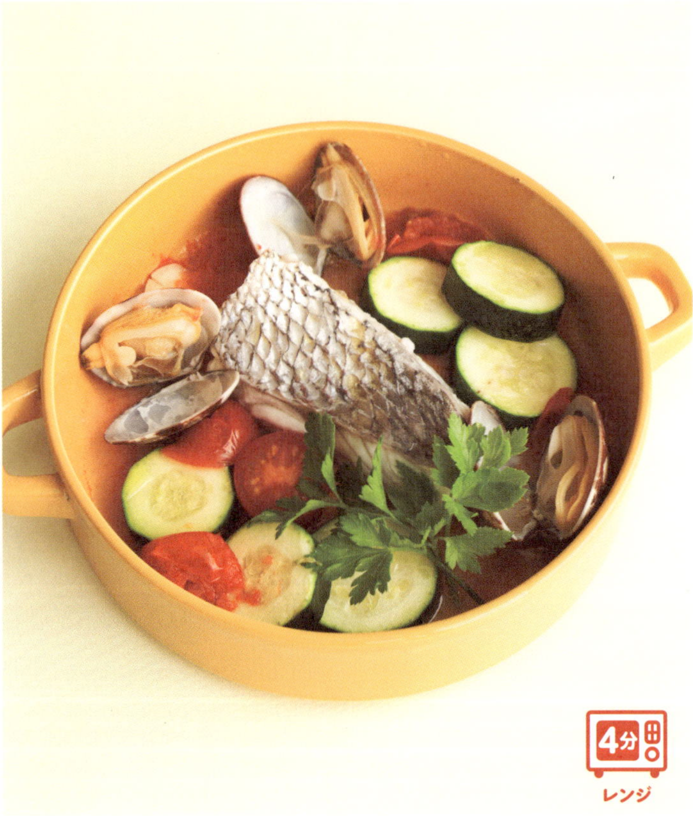

4分 レンジ

1人分 173kcal
塩分 1.0g

材料／2人分

- タイ……小2切れ（120g）
- 塩……小さじ¼
- アサリ（砂出しをする）……殻つき100g
- ズッキーニ……100g
- ミニトマト……6個
- にんにく（薄切り）……1かけ
- オリーブ油……小さじ2
- 白ワイン……大さじ1
- イタリアンパセリ……1枝

作り方

1 タイは塩をふり、5分おく。

2 アサリはよく洗う。ズッキーニは7㎜厚さの輪切りにし、ミニトマトは半分に切る。

3 耐熱容器2つにそれぞれ**1**、**2**、にんにくを入れ、オリーブ油と白ワインをふる。ふんわりとラップをかけて電子レンジ（600W）で1人分ずつ4分加熱し、イタリアンパセリを飾る。

Memo **タイは、魚の中では脂質が少なく、上品な味わい。アサリなどの貝類も全般に脂質が少なく、低エネルギーです。**

ブリの甜麺醤焼き

味つけして焼いたブリを、ゆで野菜にのせて

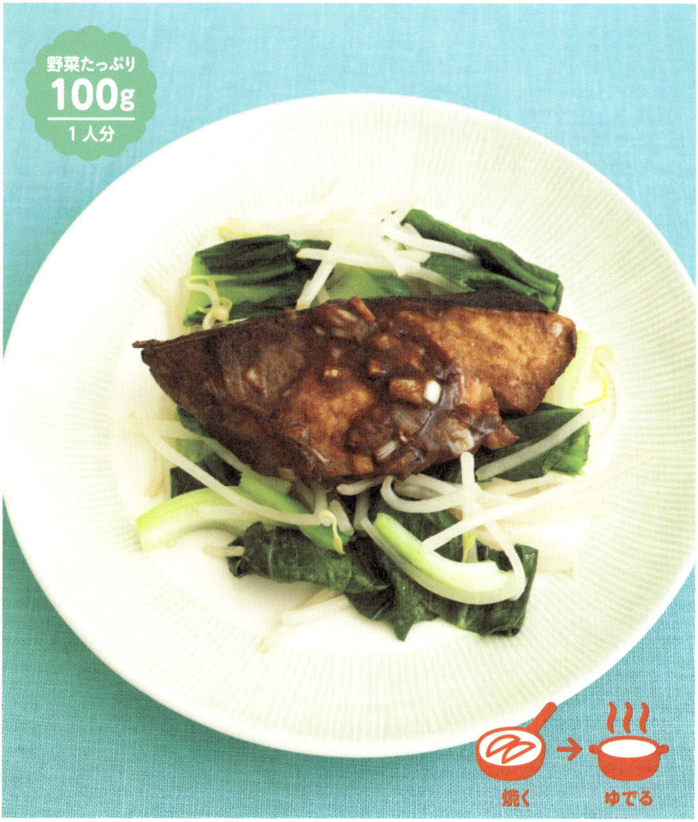

1人分
249kcal
塩分
0.9g

材料／2人分

ブリ……2切れ（160g）

a ［ねぎのみじん切り……大さじ1
　 甜麺醤《てんめんじゃん》・しょうゆ・酒・ごま油……各小さじ1

青梗菜《ちんげんさい》……1株（100g）

もやし（ひげ根を除く）……½袋（100g）

b ［塩・サラダ油……各少量

作り方

1 バットに**a**を合わせ混ぜ、ブリを加えてからめ、10分ほどおく。

2 青梗菜は軸を縦に細切りにし、葉はざくざくと切る。

3 グリルまたはフライパンを中火で熱して**1**を並べ入れ、途中で裏返しながら計4～5分焼く。

4 熱湯に**b**を加え、**2**の軸ともやしを加えて1分ほどゆで、**2**の葉を加えてさっとゆでて、湯をきる。

5 器に**4**を敷き、**3**をのせる。

Memo　冬のブリは脂質量が多く、「寒ブリ」と呼ばれて好まれます。EPAやDHA（→P.75）を多く含み、血合いには鉄分も豊富です。

鶏肉と青梗菜のしょうが風味いため

アクが少ない青梗菜は下ゆで不要

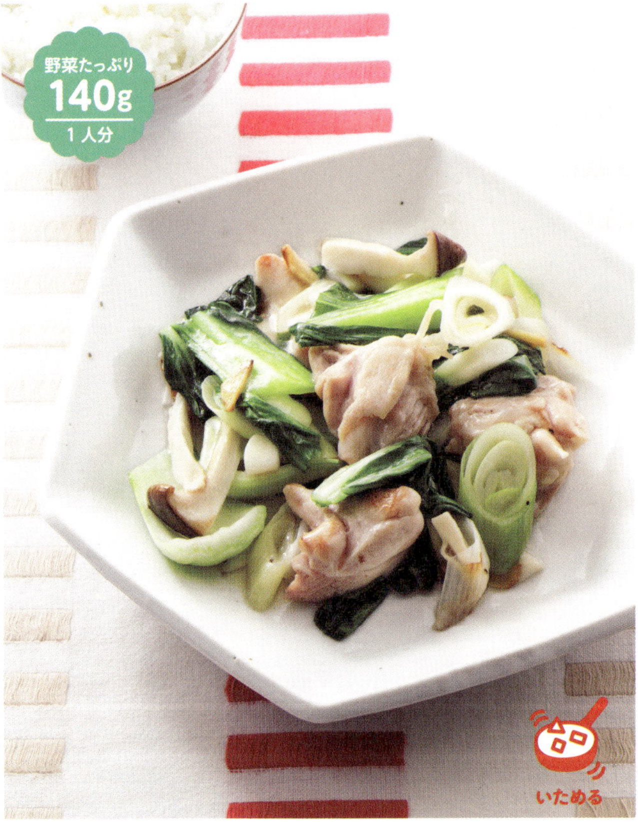

1人分 208kcal
塩分 1.7g

材料／2人分

- 鶏もも肉（皮なし）…………1枚（200g）
- 塩……………………………少量
- 青梗菜《ちんげんさい》……………………150g
- ねぎ…80g　エリンギ…大1本（50g）
- しょうが（薄切り）………………小1かけ
- サラダ油…………………………大さじ1
- a
  - 酒………………………………大さじ1
  - 顆粒鶏がらだし…………………小さじ1
  - 塩………………………………小さじ¼
  - かたくり粉………………………大さじ½
  - 水………………………………大さじ2

作り方

1 鶏肉は一口大に切り、塩をふる。青梗菜は株を縦2～4等分にし、さらに長さを3等分に切る。ねぎは斜めに3cm幅に切り、エリンギは長さを半分に切って縦4等分に裂く。

2 フライパンに油を中火で熱し、しょうがを入れて香りが立つまでいためる。鶏肉、ねぎを順に加えていためる。

3 青梗菜とエリンギを加えていため、aを加え混ぜ、とろみをつける。

Memo　鶏肉は、皮とその下にある皮下脂肪をとり除くことでエネルギーや脂質をおさえられます。鶏胸肉１枚分の皮は平均25ｇ、123kcalです。

蒸し汁のうま味を逃さずに

鶏ささ身のレンジ蒸し トマト添え

野菜たっぷり 125g 1人分

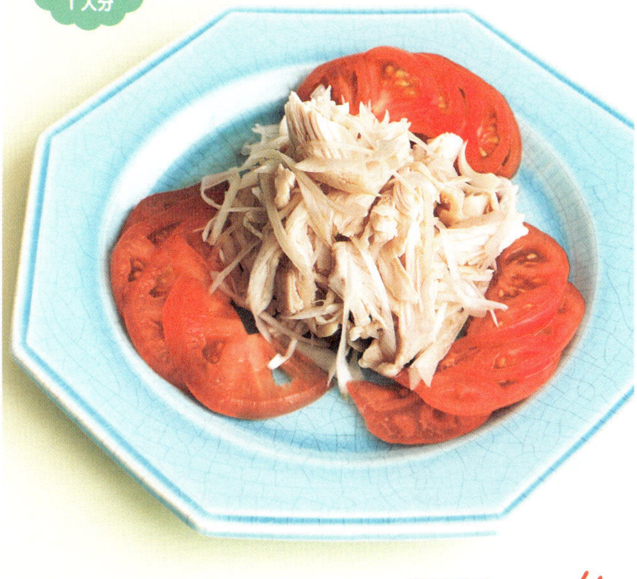

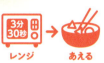

3分30秒 レンジ → あえる

1人分 158kcal 塩分 0.7g

材料／2人分

鶏ささ身	3本（160g）
塩	小さじ¼
こしょう	少量
酒（あれば紹興酒）	大さじ1
しょうが（薄切り）	2枚
ねぎ	50g
ごま油	小さじ2
トマト	1個（200g）

作り方

1 ささ身は耐熱容器に並べ、塩、こしょう、酒をふってしょうがをのせる。ラップをかけて電子レンジ（600W）で3分30秒加熱する。あら熱がとれたらつぶすようにしてほぐし、蒸し汁を吸わせる。

2 ねぎは縦半分に切ってから斜め薄切りにし、水にさらして水けを絞る。**1**にごま油とともに加えてあえる。

3 トマトは薄い半月切りにする。器にトマトを敷いて、**2**を盛る。

Memo 鶏ささ身は、胸肉の奥にある部位です。鶏肉の中では最も脂質が少なく、やわらかくて淡泊な味わいです。

ごまの香ばしい風味で満足度アップ

豚しゃぶとモロヘイヤの ごまだれサラダ

野菜たっぷり
125g
1人分

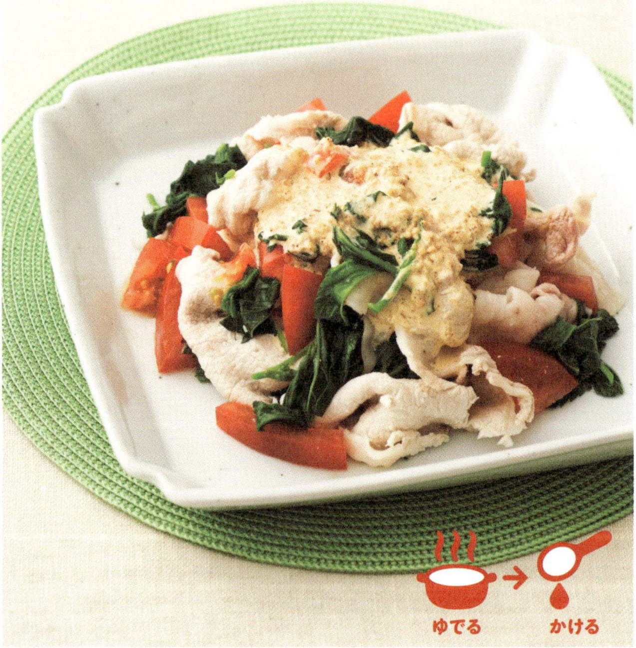

1人分
267kcal
塩分
0.7g

材料／2人分

豚ももしゃぶしゃぶ用肉……120g
モロヘイヤ……1束（100g）
トマト……小1個（150g）
a［すり白ごま・マヨネーズ……各大さじ2
　しょうゆ・酢・水……各小さじ1

作り方

1 なべに水を入れて火にかけ、沸騰したらごく弱火にして豚肉を1枚ずつ広げて入れ、さっとゆでてざるにあげてさます。
2 モロヘイヤはやわらかい茎と葉を摘み、**1**の湯でさっとゆでて水けを絞り、あらく刻む。トマトは7〜8㎜厚さのいちょう切りにする。
3 **a**はよく混ぜ合わせる。
4 食べやすくちぎった**1**と**2**を器に盛り合わせ、**3**をかける。

Memo **モロヘイヤ（→P.25）はβ-カロテンやビタミンCが豊富な緑黄色野菜。下ゆでしてから刻むと独特の粘りが出ます。**

豚肉とねぎのしょうが焼き

つけ合わせにトマトとレタスを添えて

野菜たっぷり
約120g
1人分

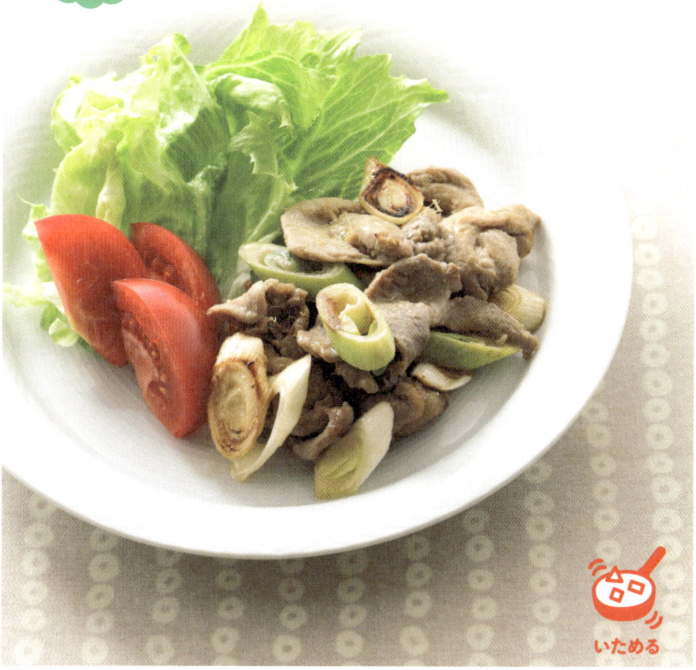

1人分
235kcal
塩分
1.9g

材料／2人分

豚ももしょうが焼き用肉	200g
ねぎ	70g
しょうが（すりおろす）	10g
a しょうゆ	大さじ1⅓
a 酒	大さじ1
サラダ油	大さじ1
トマト	大½個（125g）
レタス	50g

作り方

1 豚肉は一口大に切り、ねぎは斜めに1cm幅に切る。豚肉にねぎ、しょうが、**a**を合わせ、味をなじませる。

2 フライパンに油を中火で熱し、**1**を入れて火が通るまで5分ほどいためる。

3 ちぎったレタスを器に置いて**2**を盛り、トマトをくし形に切って添える。

Memo 肉は部位によって脂肪の量に差があります。牛肉と豚肉なら、「もも」や「ヒレ」が脂肪が少なくておすすめの部位です。

きのこを豚肉で巻いてボリュームアップ

エリンギの豚肉巻き ゆずこしょう仕立て

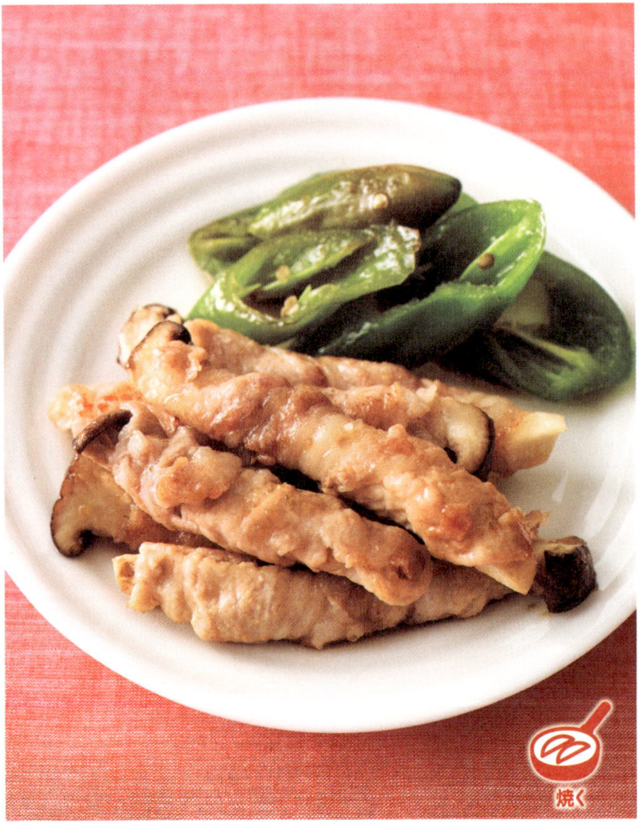

1人分 233kcal
塩分 0.8g

材料／2人分

- 豚ももしゃぶしゃぶ用肉 …… 160g
- 小麦粉 …… 少量
- エリンギ …… 大2本（100g）
- 甘とうがらし …… 1パック（60g）
- サラダ油 …… 大さじ1
- a
  - ゆずこしょう …… 小さじ½
  - 酒 …… 大さじ1
  - みりん …… 小さじ2
  - しょうゆ …… 少量

作り方

1. エリンギは縦に4つに裂く。甘とうがらしは斜めに3〜4つに切る。
2. 豚肉を広げて小麦粉を薄くふりかけ、エリンギを斜めにのせてくるくると巻く。
3. フライパンに油を熱し、**2**と甘とうがらしを焼く。肉に火が通ったら、合わせた**a**をまわし入れてからめる。

Memo　食物繊維が豊富なきのこは、主菜のかさ増しにぴったり。エリンギは噛《か》みきりやすいので、肉巻きにおすすめです。

豚ヒレの梅肉ソテー

野菜はたっぷり、レンジで加熱

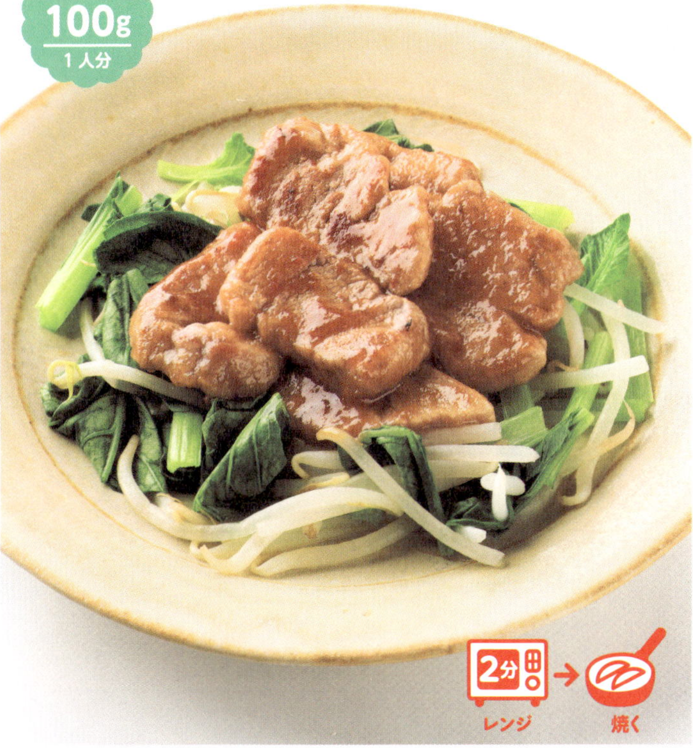

1人分
158kcal
塩分
1.1g

材料／2人分

豚ヒレ肉（一口大に切る）	160g
かたくり粉	大さじ1
a 梅肉・しょうゆ・酒・みりん	各小さじ1
a 水	大さじ2
小松菜・もやし	各100g
サラダ油	小さじ1

作り方

1 豚肉は軽くたたいて広げ、ポリ袋に入れてかたくり粉をまぶす。
2 aは混ぜ合わせる。
3 小松菜は4cm長さに切る。もやしとともに耐熱容器に入れてラップをかけ、電子レンジ（600W）で2分加熱する。ざるにあげて水けをきり、器に広げて盛る。
4 フライパンに油を熱し、**1**を焼く。肉の色が変わったら**2**を加えて煮からめ、**3**の上に盛る。

Memo　牛や豚などのもも肉やヒレ肉、鶏の胸肉など、脂肪が少なめの部位はパサつきやすいのが弱点。かたくり粉をまぶすなどの少しの手間で、おいしさがアップします。

さっと焼くだけでごちそう気分に

牛肉とかぶのソテー おろし玉ねぎソース

野菜たっぷり
100g
1人分

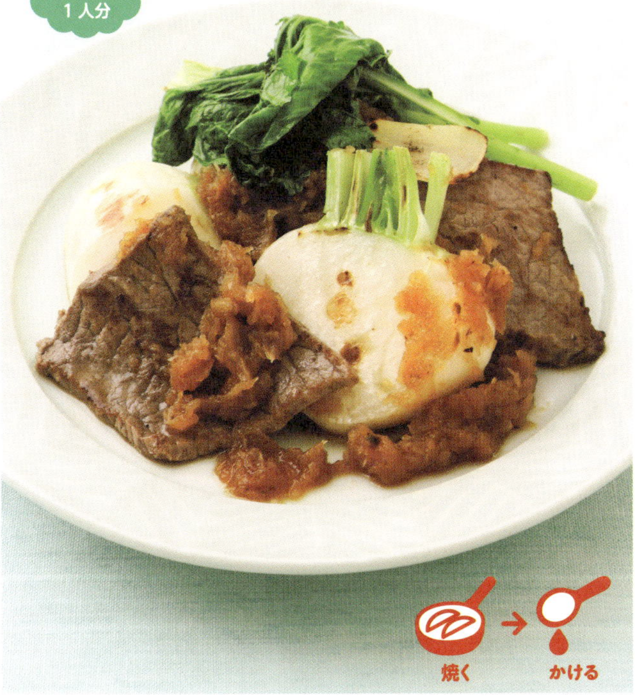

1人分
236kcal
塩分
1.2g

材料／2人分

- 牛もも焼き肉用肉（一口大に切る）……160g
- 塩・こしょう……各少量
- かぶ……2個（140g）
- かぶの葉（軸の細い部分）……40g
- にんにく（薄切り）……½かけ
- オリーブ油……小さじ1½
- a
  - おろし玉ねぎ……¼個分（50g）
  - レモン果汁・しょうゆ・酒……各小さじ2

作り方

1 かぶは葉柄を2～3㎝残して皮をむき、1㎝厚さに切る。牛肉は塩とこしょうをふる。

2 油小さじ1を熱し、かぶと葉を入れる。中火でかぶの両面を焼き、葉とともにとり出す。油小さじ½とにんにくを加えてさっといため、牛肉の両面をさっと焼いてとり出し、**a**を加えてひと煮立ちさせる。

3 器に牛肉とかぶを盛り合わせ、**2**のソースをかけ、葉を添える。

Memo
おろし玉ねぎソースは、満足感とともに食物繊維もアップさせます。おろし玉ねぎは、まとめて作って冷凍保存しておくと便利です（→P.21）。

野菜たっぷり
110g
1人分

カラフル肉じゃが

野菜がたっぷり！ 調味料はシンプル！

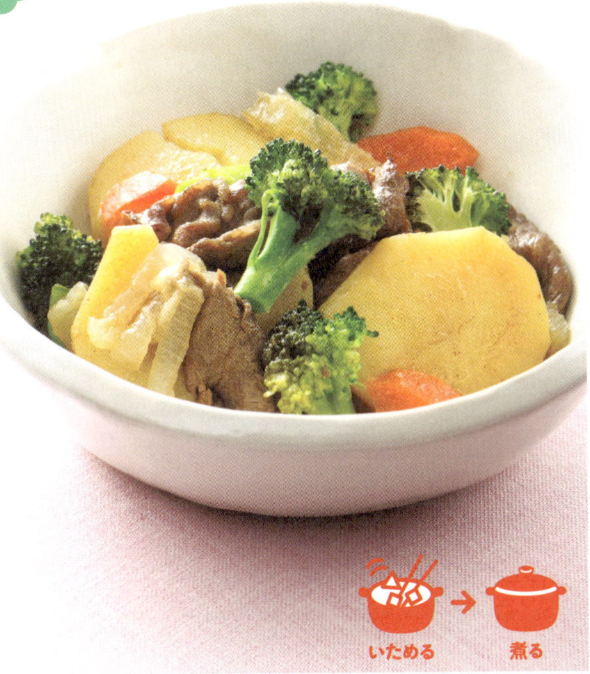

1人分
271kcal
塩分
1.5g

材料／2人分

牛もも切り落とし肉	100g
じゃが芋	小2個（160g）
玉ねぎ	80g
にんじん	80g
ブロッコリー	60g
サラダ油	小さじ2
a　だし（または水）	⅔カップ
a　しょうゆ・みりん	各大さじ1

作り方

1 じゃが芋は皮をむき、7㎜厚さの輪切りにして水にさらし、水けをきる。玉ねぎは繊維に直角に7㎜幅に切る。にんじんは縦半分に切って斜めに5㎜厚さに切る。ブロッコリーは食べやすく切る。

2 なべに油を熱して中火で牛肉をいため、色が変わったら**1**を加えていため合わせる。

3 **a**を加え、ふたをして野菜と芋がやわらかくなるまで煮る。

Memo 【作り方】牛肉の代わりに、鶏ひき肉や豚もも肉、豚ひき肉、油揚げなどでも合います。じゃが芋の代わりに、冷凍食品の里芋を使うのもよいでしょう。

にら豆腐

豆腐の水きりはレンジでスピーディに

野菜たっぷり
115g
1人分

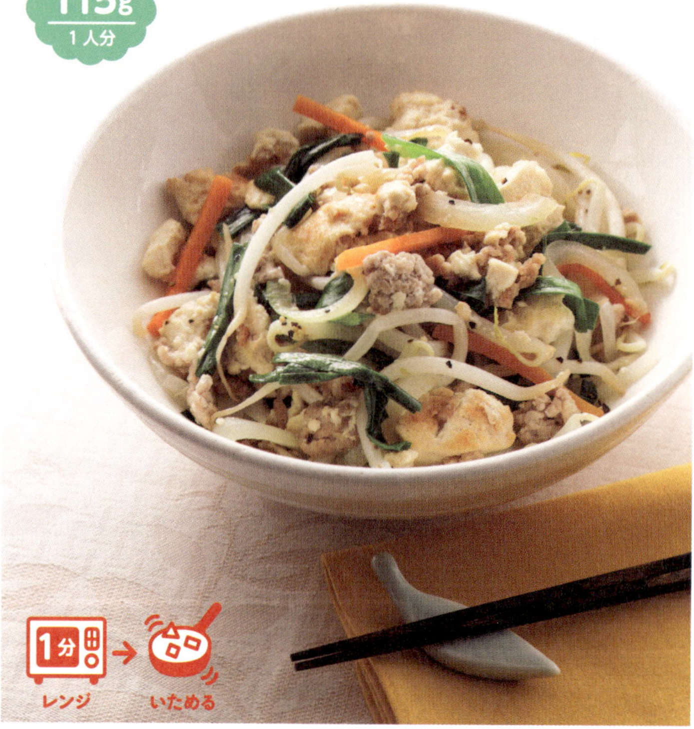

1人分
250kcal
塩分
1.1g

材料／2人分

	もめん豆腐	1丁（300g）
	豚ひき肉	50g
	玉ねぎ（薄いくし形切り）	80g
	にんじん（太めのせん切り）	20g
	にら（4cm長さに切る）	30g
	もやし	½袋（100g）
	サラダ油	大さじ1
a	しょうゆ	大さじ½
a	酒	大さじ1
a	塩・こしょう	各少量

作り方

1 豆腐はキッチンペーパーに包み、電子レンジ（600W）で1分加熱し、水きりをする。

2 フライパンに油を中火で熱し、豚肉を入れていためる。肉の色が変わったら玉ねぎ、にんじんを加えていためる。

3 豆腐を大ぶりにちぎって加え、いためる。にらともやしを加えていため合わせ、aで調味する。

Memo 豆腐は低脂肪でヘルシーなたんぱく質源。冷ややっこや湯豆腐は手軽な料理です。いため物には、くずれにくいもめん豆腐がよく使われます。

マヨネーズで卵焼きがふんわり！

ふわふわ卵のせ蒸し野菜

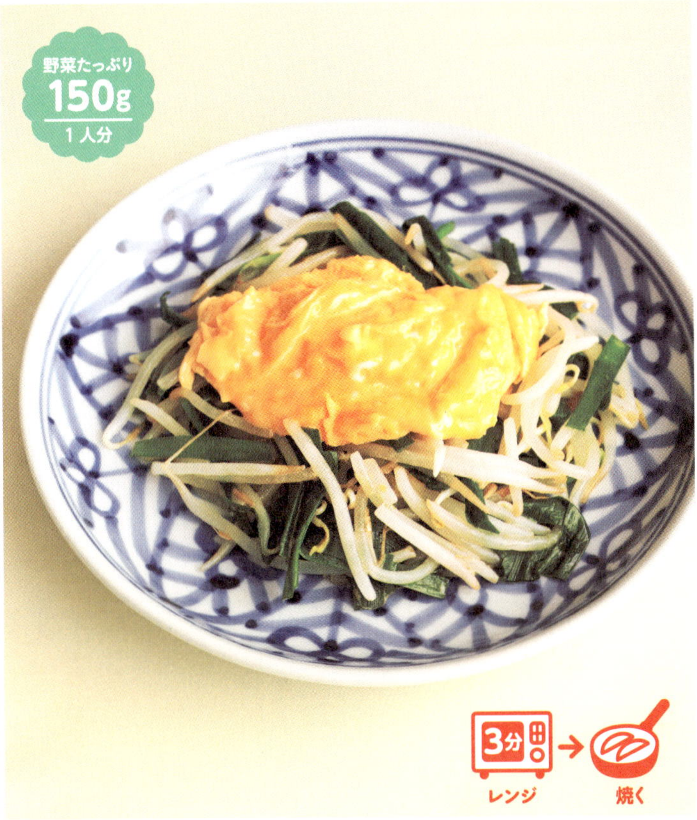

1人分
154kcal
塩分
1.3g

材料／2人分

卵……2個
にら……1束（100g）
もやし……1袋（200g）
a ［ マスタード……小さじ1
　 ［ 酢・しょうゆ……各大さじ½
b ［ マヨネーズ……小さじ1
　 ［ 塩・こしょう……各少量
ごま油……小さじ1

作り方

1 にらは4cm長さに切り、もやしとともに耐熱容器に入れてラップをかけ、電子レンジ（600W）で3分加熱する。ざるにあげて水けをきり、**a**であえて器に盛る。

2 卵は**b**を加えてときほぐす。フライパンにごま油を熱して卵を流し入れ、大きくかき混ぜて半熟状に焼き、**1**にのせる。

Memo　卵は「完全栄養食品」といわれるほど、良質なたんぱく質に富み、ビタミンC以外の栄養素をバランスよく含んでいます。

手軽にできる！ ごはんやパンで食物繊維量をアップ

主食を食物繊維が多いものにかえるだけで、楽に食物繊維を増やすことができます。

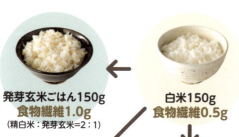

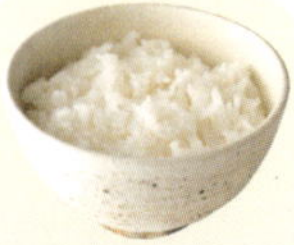

白米150g
食物繊維0.5g

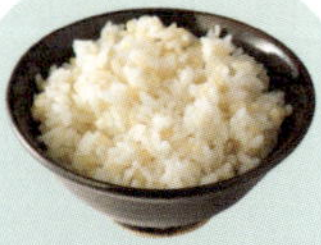

発芽玄米ごはん150g
食物繊維1.0g
（精白米：発芽玄米=2：1）

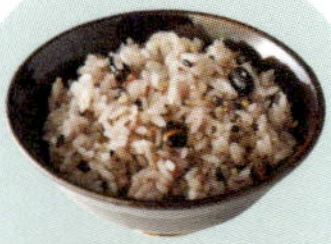

雑穀ごはん150g
食物繊維0.9g
（精白米：雑穀ミックス=5：1）

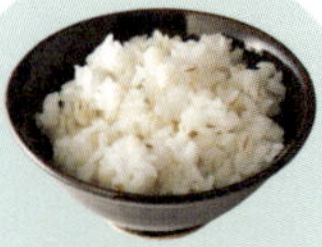

押し麦ごはん150g
食物繊維1.2g
（精白米：押し麦=5：1）

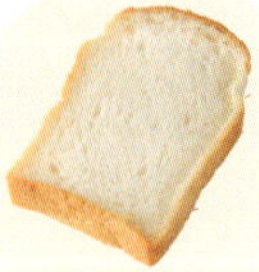

食パン（6枚切り）
食物繊維1.4g

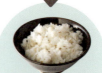

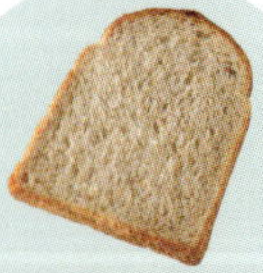

全粒粉食パン（6枚切り）
食物繊維3.3g

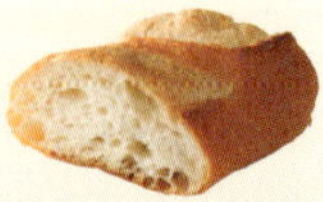

フランスパン50g
食物繊維1.4g

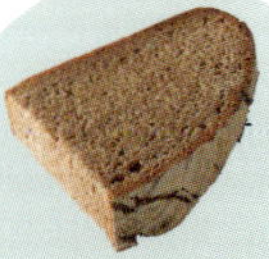

ライ麦パン50g
食物繊維2.8g

めん類は意外に食物繊維がとりやすい（うどんを除く）

ざるそば・ゆで180g
食物繊維3.6g

スパゲティ・乾100g
食物繊維2.7g

うどん・ゆで180g
食物繊維1.4g

中華めん・ゆで220g
食物繊維2.9g

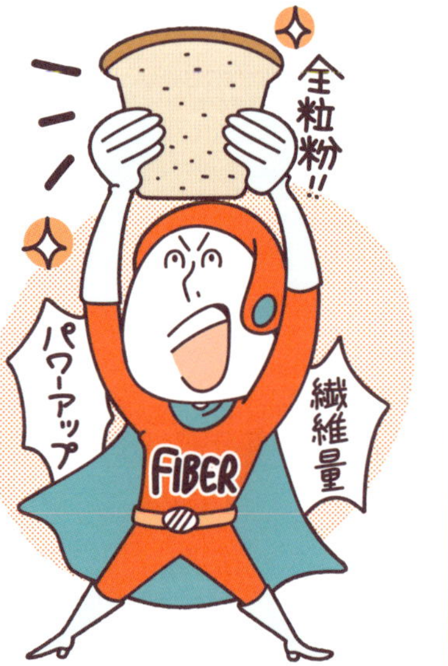

6章

食物繊維プラスのごはん＆めん

ごはんなどの主食は適量を守ることがたいせつ。精白米を玄米にしたり、押し麦や雑穀を加えて食物繊維を増やすと、食後の血糖値の上昇をおさえられます（右ページ参照）。満足感を得られつつ、主食で食物繊維を増やすレシピを紹介します。

食物繊維 3.0g 1人分　1人分でとれる食物繊維量を示しています。

肉みそはまとめ作りでストック

肉みそのせ青梗菜入り麦ごはん

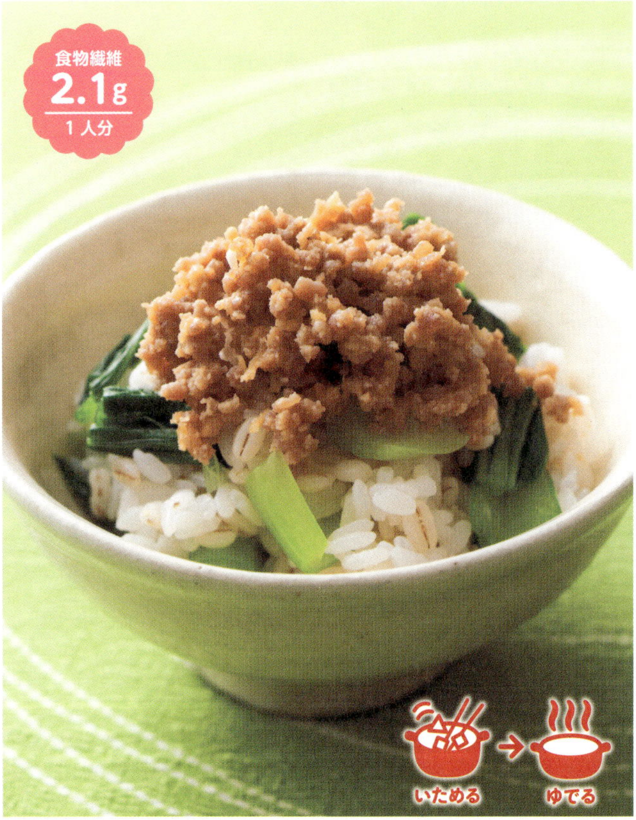

1人分
273kcal
塩分
1.2g

材料／2人分

温かい麦入りごはん※1……260g
青梗菜《ちんげんさい》……1株（100g）

●肉みそ※2

豚ひき肉……100g
しょうが（みじん切り）……大さじ2
みそ……大さじ2
酒・砂糖・水……各大さじ1

※1 ここでは、精白米2合に押し麦45gを加えて炊いたもの。水加減は2合分に対する通常の量に90mℓを加える。
※2 作りやすい分量（約2回分）。

作り方

1 なべに肉みその材料を入れ、よく混ぜる。均一になったら火にかけ、菜箸《さいばし》4本でよく混ぜ合わせ、汁けがなくなったらバットなどにとり出す。
2 青梗菜は熱湯でゆで、水けを絞って1cm幅に切る。
3 麦入りごはんに**2**を加えて混ぜ合わせ、器に盛って**1**の約¼量をのせる。

Memo 精白米に押し麦やもち麦を“ちょい足し”して炊くだけの麦入りごはんなら、手軽に食物繊維をアップできます。

玄米＋大豆＋ひじきで食物繊維たっぷり

いり大豆とひじきの炊き込み玄米ごはん

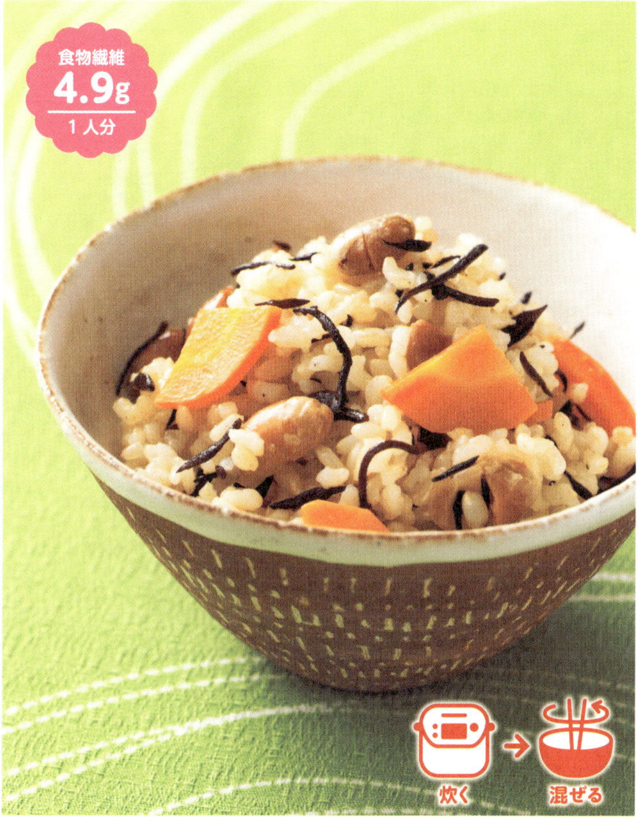

1人分
318kcal
塩分
0.6g

材料／2人分×2回

	玄米	2合（300g）
	いり大豆（市販品）	30g
	芽ひじき（もどす）	乾5g
	しょうゆ	少量
	にんじん	½本（90g）
a	だし	2カップ
a	酒	大さじ2
a	塩	小さじ⅓

作り方

1 玄米はさっと洗い、水に1時間以上浸してざるにあげ、水けをきる。にんじんはいちょう切りにする。

2 ひじきはしょうゆをふって下味をつける。

3 炊飯器の内釜に玄米を入れ、aを加える。大豆とにんじんを加えて混ぜ、炊飯器の玄米モードで炊く。

4 炊き上がったら**2**を加えてさっくりと混ぜ合わせ、10分ほど蒸らして味をなじませる。

Memo　**同じ穀類でも、玄米のように精製度の低いものほど食物繊維が多くなることを覚えておきましょう（→P.92）。**

食物繊維が多いそば＋きのこ

きのこと長芋のしぐれそば

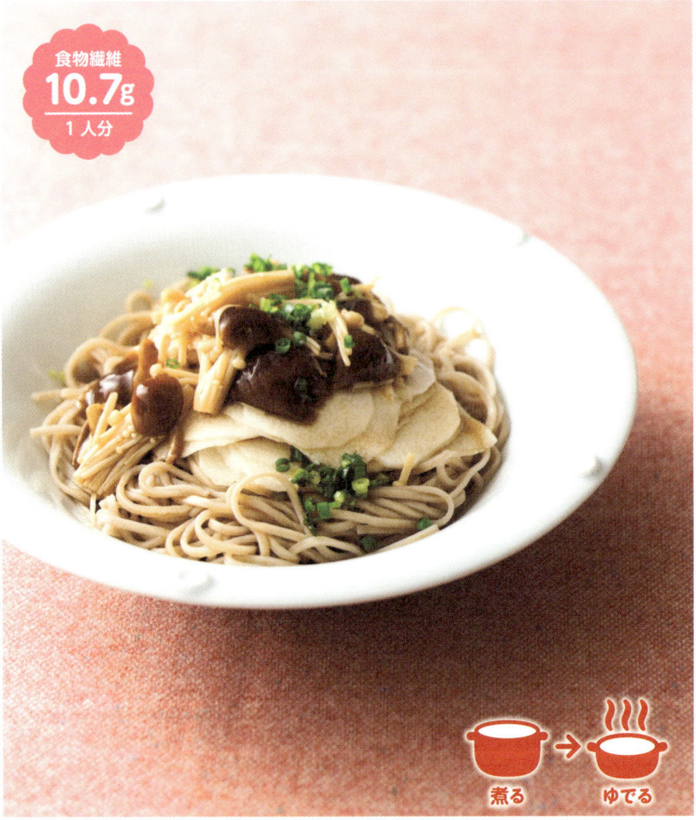

1人分
391kcal
塩分
2.5g

材料／2人分

そば……乾160g
えのきたけ……1袋(200g)
なめこ……100g
a［酒……大さじ2
　しょうゆ・水……各大さじ1
長芋……150g
小ねぎ(小口切り)……3本
めんつゆ(ストレートタイプ)……¾カップ

●好みで七味とうがらしやわさびを添えてもよい。

作り方

1 えのきは石づきを除き、長さを半分に切る。なめこは水洗いする。
2 なべに**1**を入れて**a**を加え、弱火でさっと煮、しんなりとなったら火を消す。
3 長芋は皮をむいて薄い輪切りにする。
4 そばは袋の表示どおりにゆで、冷水で洗って水けをきる。
5 器にそばを盛り、長芋と**2**をのせて小ねぎを散らし、めんつゆをかける。

Memo **めん類の中でもそばは食物繊維が多く、血糖値を上昇させにくい主食です。いろいろなバリエーションを覚えておきましょう。**

鶏ごぼうと焼きねぎのそば

鶏肉はそぎ切りにして加熱時間を短縮

食物繊維
6.8g
1人分

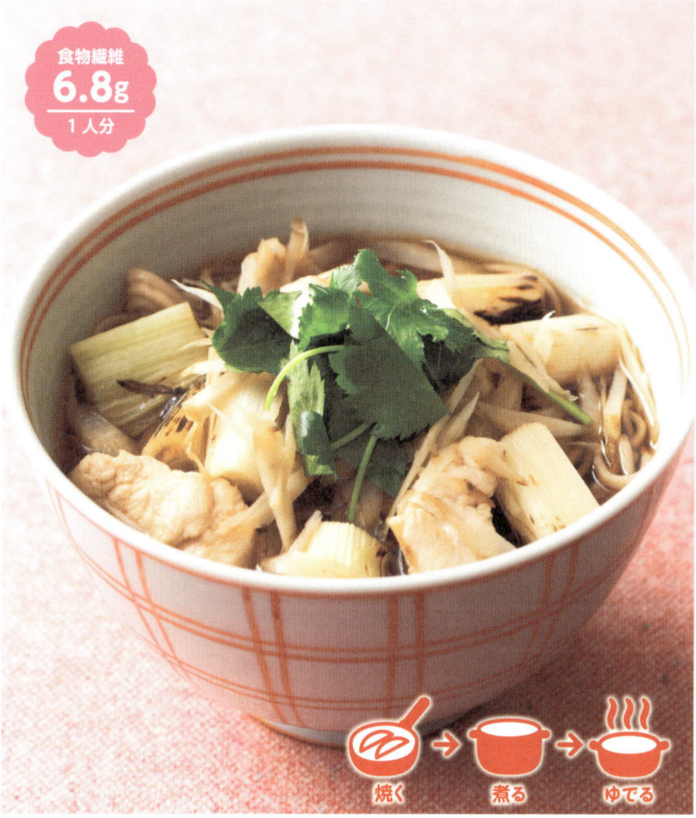

1人分
441kcal
塩分※
3.5g

※つゆ30%摂取として算出。

材料／2人分

そば……乾160g
［鶏胸肉（一口大のそぎ切り）……120g
［酒……少量
ごぼう……40g
ねぎ……100g
めんつゆ（ストレートタイプ）
……3カップ
三つ葉（3cm長さに切る）……1束

作り方

1 鶏肉は酒をふる。
2 ごぼうは笹がきにし、水に2～3分さらして水けをきる。
3 ねぎはじか火でこんがりと焼き、2cm長さに切る。
4 なべにめんつゆを入れて煮立て、**1**、**2**を加えてさっと煮、**3**を加える。
5 そばは袋の表示どおりにゆで、冷水で洗って水けをきる。
6 器にそばを盛り、あつあつの**4**を加えて三つ葉をのせる。

Memo めん類の汁を全部飲むと、塩分のとりすぎになってしまいます。汁は飲み干さず、できるだけ残すようにしましょう。

うどんを大根でかさ増し！

大根カレーうどん

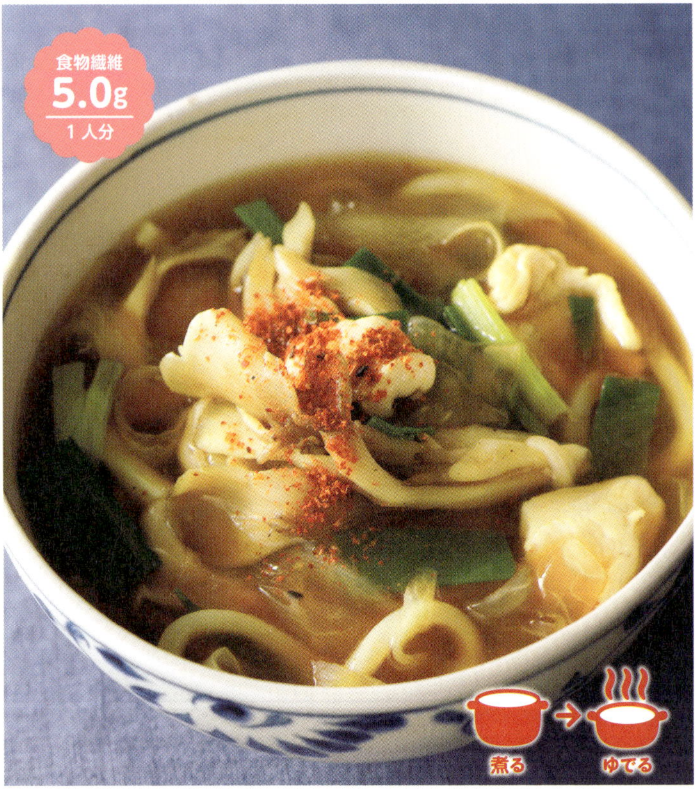

1人分
314kcal
塩分※
3.2g

※つゆ50%摂取として算出。

材料／2人分

大根（ピーラーで細長く削る）	200g
うどん（生）	1玉（150g）
［ 鶏ささ身	小2本（80g）
かたくり粉	大さじ½
わけぎ（ざくざくと切る）	50g
まいたけ（ほぐす）	1パック（100g）
水	4カップ
a［ めんつゆ（3倍濃縮タイプ）	大さじ5
カレー粉	小さじ1
塩・こしょう	各少量
［ 水・かたくり粉	各小さじ1
七味とうがらし（好みで）	適量

作り方

1 ささ身は筋を除いてそぎ切りにし、かたくり粉をまぶす。

2 なべに分量の水を入れて沸かし、**1**を入れる。わけぎとまいたけを加えて煮、**a**を加え、塩、こしょうで味をととのえる。

3 別のなべで、袋の表示に従ってうどんをゆでる。表示時間の1分前になったら大根を加えてゆで、ざるにあげて湯をきる。**2**に加え、水どきかたくり粉でとろみをつける。器に盛り、七味をふる。

Memo　**めん類を食べるときは、血糖値の上昇をゆるやかにするため、食物繊維の多い食材を加えて具だくさんにすることを心がけましょう。**

スパゲティの半量をにんじんにしてカロリーダウン

にんじんパスタ 豆乳のカルボナーラ風

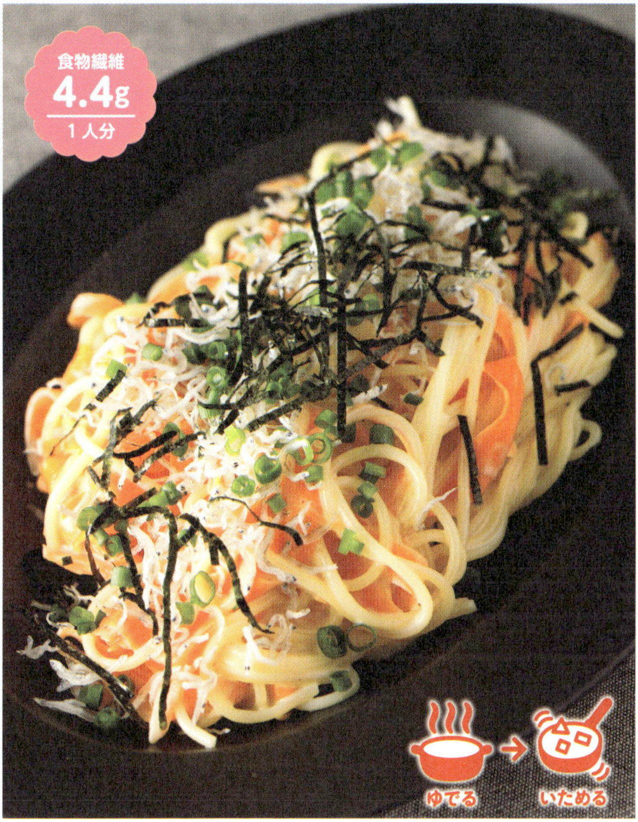

1人分
440kcal
塩分
2.2g

材料／2人分

	にんじん	大1本（200g）
	スパゲティ	乾100g
	塩	適量
a	卵黄	2個
a	無調整豆乳	1カップ
a	粉チーズ	大さじ4（24g）
a	塩・こしょう	各少量
	ちりめんじゃこ	大さじ5（20g）
	小ねぎ（小口切り）	大さじ1
	刻みのり	適量

作り方

1 にんじんはピーラーで細長く削る。
2 なべにたっぷりの湯を沸かして塩を加え、袋の表示に従ってスパゲティをゆでる。表示時間の1分前になったら**1**を加えてゆで、ざるにあげて湯をきる。
3 **2**をフライパンに移して中火にかけ、混ぜ合わせた**a**を加えてからめる。器に盛り、じゃこ、小ねぎ、のりを散らす。

Memo　スパゲティはカルボナーラなどこってり系のソースほど高エネルギー（→P.121）。野菜も不足しがちなので注意しましょう。

知っておきたい 血糖値コントロールのためのミニ知識

「ベジファースト」や「食べ順」（13ページ）のほか、次の食べ方や、生活習慣も血糖値コントロールに有効です。

よく噛んで、ゆっくり食べること

よく噛《か》んでゆっくり食べると、食べ物は当然、少しずつ腸に送られます。血糖値を下げるインスリンは、糖が腸に到達したタイミングで分泌されるので、少しずつ食べ物が腸に到達するほうが、食後の血糖値の急上昇をおさえることができます。

料理に酢を使う

酢に含まれる酢酸には、血糖値の上昇をおさえる効果があることがわかっています。酢を使った料理を献立にとり入れたり、食事のはじめにその料理を食べるようにするとよいでしょう。

食後に体を動かす

食べたあとですぐに横になったり、すわったままではエネルギーが消費されず、食後の血糖値が下がりにくくなります。食後1時間くらいに、ウォーキングなどの軽い運動をすると効果的です。

朝食は抜かない

血糖値は食事をとると上がり、空腹になると下がります。この変動をできるだけ一定の幅にすることがたいせつです。忙しいからといって朝食を抜くと、昼食をとったあとに血糖値が急上昇して血糖値をコントロールしにくくなります。できるだけ毎日3食、規則正しく食べるようにしましょう。

夜遅い人の食事

仕事の都合などで夜型の生活をしている人の場合も、規則正しく食べることがたいせつです。自分が起きて最初にとる食事から5～6時間間隔で、できるだけ決まった時間に食べるようにしましょう。

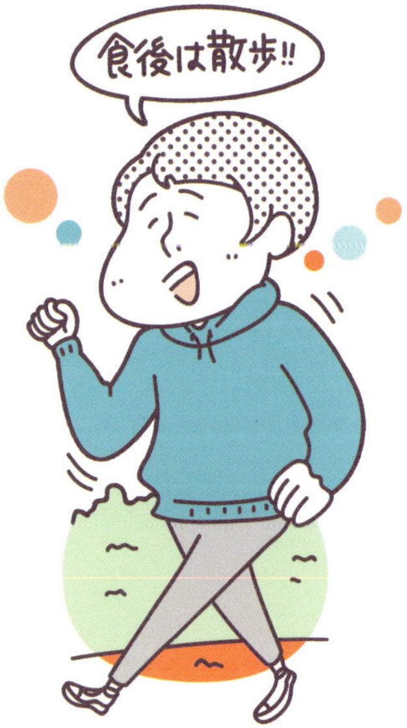

7章

らくらく
献立必勝法

短時間で作れるうえ、栄養バランスがよく、食物繊維をしっかりとれる献立例をご紹介します。品数が少なくても栄養バランスを整える方法や、手間を省いて複数の食材を献立にとり入れる方法など、知っておきたい「時短ワザ」を伝授します。

食物繊維
5.4g
1食分

献立1食分でとれる食物繊維量を示しています。

温玉梅ごはんの朝食

時間のない朝は、簡単な「のっけごはん」スタイルがおすすめです。

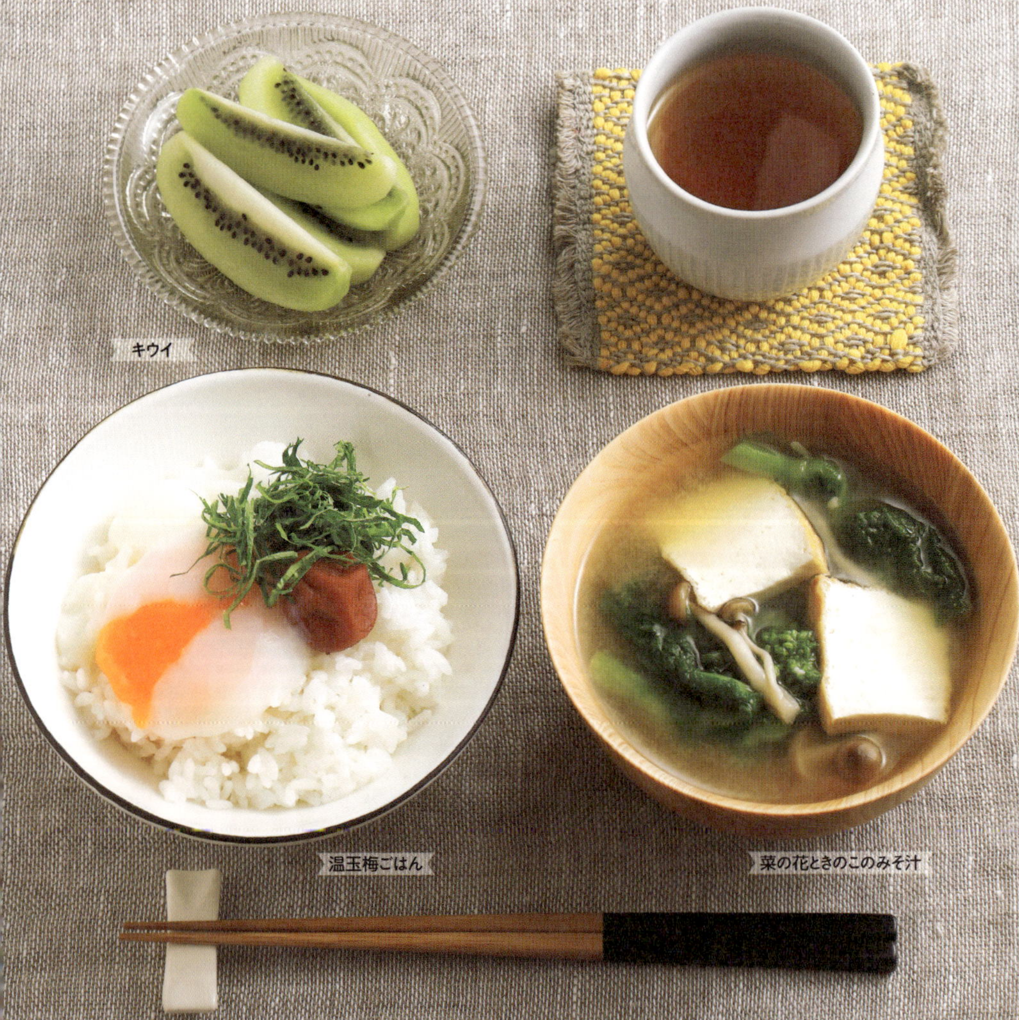
キウイ
温玉梅ごはん
菜の花ときのこのみそ汁

1人分
456kcal
塩分
1.9g

食物繊維
5.4g
1食分

汁物から食べると血糖値上昇もゆるやか

菜の花ときのこのみそ汁

煮る

1人分133kcal ｜ 塩分1.3g

材料／2人分

菜の花……100g
しめじ類……50g
厚揚げ……120g
だし……2カップ
みそ……大さじ1

作り方

1 菜の花は根元を切り落とし、食べやすい長さに切る。しめじは石づきを除いてほぐす。厚揚げはぬるま湯をかけて油を抜き、1cm厚さに切る。
2 なべにだしと**1**を入れて火にかけ、煮立ったらみそをとき入れる。

消化のよい温泉卵をのせて

温玉梅ごはん

加熱なし

1人分303kcal ｜ 塩分0.7g

材料／2人分

温泉卵（市販品）……2個
温かいごはん……260g
梅干し……小2個（4g）
青じそ（せん切り）……適量

作り方

茶わんにごはんを盛り、温泉卵と梅干しをのせ、青じそを添える。

キウイ（1人分）……½個（40g）

1人分21kcal ｜ 塩分0g

時短&栄養ポイント

のっけごはんには、納豆やツナ缶などもお手軽です。たんぱく質源となる食材は毎食かならず入れるようにします。自分の好みに合う組み合わせを見つけて。

汁物の具には、青菜の中でも菜の花やブロッコリーなどの花菜野菜やオクラが食物繊維が多くておすすめ。血糖値の上昇をゆるやかにしてくれます。

果物を食べるなら朝食か昼食のデザートにしましょう。体内のエネルギーが少ない朝は、果物に含まれる糖質がすばやくエネルギーに変換されます。

パン&ハムエッグの朝食

ハムエッグを焼くフライパンで野菜もいっしょに加熱します。

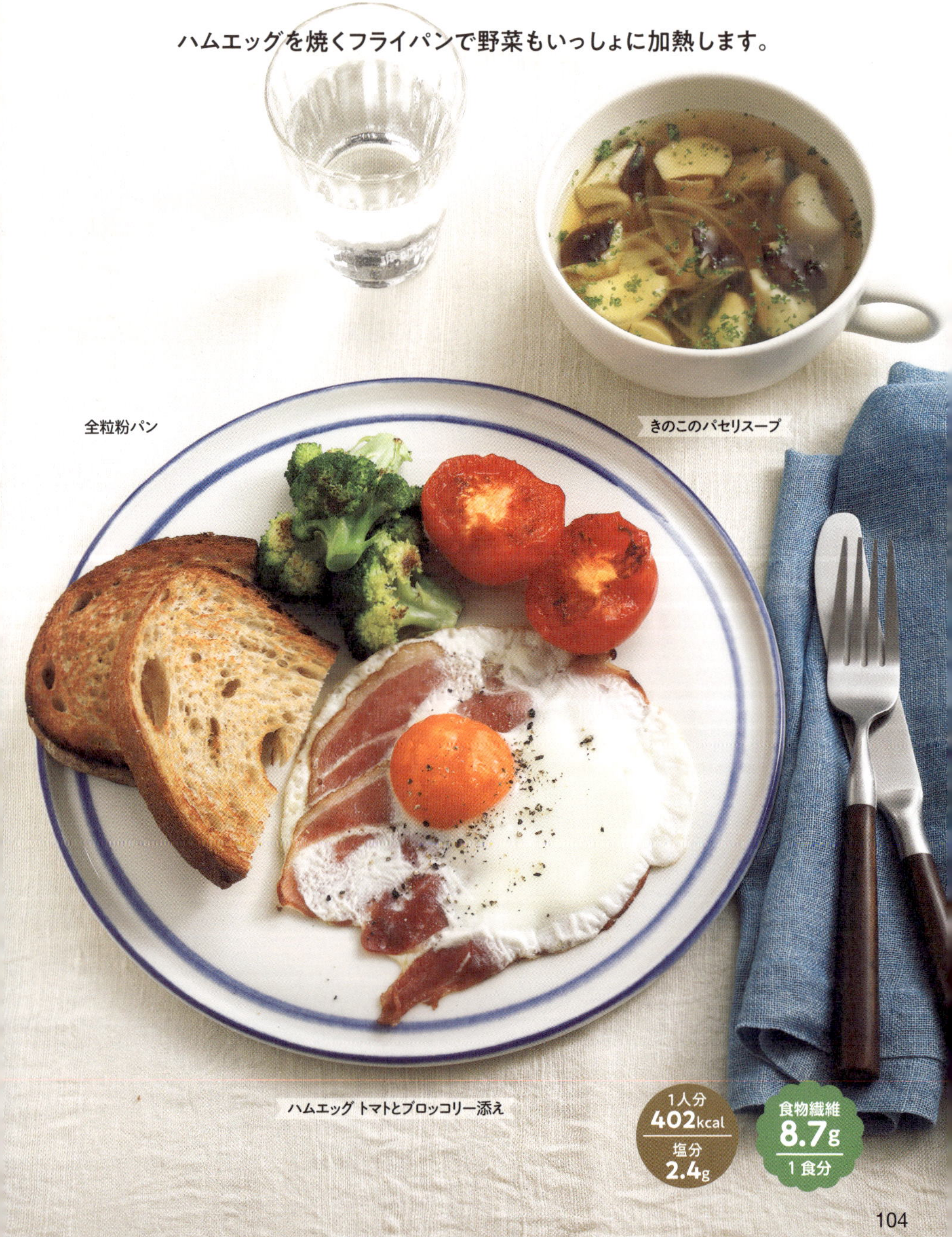

全粒粉パン
きのこのパセリスープ
ハムエッグ トマトとブロッコリー添え
1人分
402kcal
塩分
2.4g
食物繊維
8.7g
1食分

献立　朝食

具はいためずに酒蒸しして脂質をカット

きのこのパセリスープ

3~4分 蒸し煮 → 温める

1人分26kcal ｜ 塩分0.4g

材料／2人分

- エリンギ……大2本（100g）
- 玉ねぎ……¼個（50g）
- ［酒……小さじ2
- 　塩……少量
- ［水……1½カップ
- 　顆粒コンソメ……小さじ¼
- パセリ（みじん切り）……適量
- 塩……少量

作り方

1 エリンギは小さめの一口大に切り、玉ねぎは薄切りにする。

2 なべに**1**を入れ、酒と塩を加えて軽く混ぜ合わせる。ふたをして弱火で3～4分、蒸し煮にする。

3 水とコンソメ、パセリを加え、温まったら塩で味をととのえる。

具は大きめに切って早食い防止

ハムエッグ
トマトとブロッコリー添え

焼く

1人分222kcal ｜ 塩分1.4g

材料／2人分

- 卵……2個
- ハム（厚めのもの）……4枚（80g）
- トマト……小2個（300g）
- ブロッコリー……6房（80g）
- オリーブ油……小さじ1
- 塩・黒こしょう……少量

作り方

1 トマトは半分に切る。

2 フライパンにオリーブ油を熱し、ハムと卵を入れる。

3 フライパンのあいているところにトマトとブロッコリーを入れ、ブロッコリーに水大さじ2程度をかけて焼く。塩で味をととのえ、卵を好みの焼き加減に焼く。

全粒粉パン（1人分）……60g

1人分155kcal ｜ 塩分0.6g

時短&栄養ポイント

主菜には、脂質の多いベーコンよりハムがおすすめです。厚めのものがなければ1人分40gは確保して、たんぱく質をしっかりとりましょう。

トマトは焼くことで風味が出ます。生でドレッシングをかけて食べるより消化がよくなり、減塩できます。

パンは食パンやロールパンではなく、全粒粉パンを選んで食物繊維をアップさせます。

刺し身盛り定食

主菜も副菜も加熱しない料理にして、食事作りの負担をぐっと減らします。

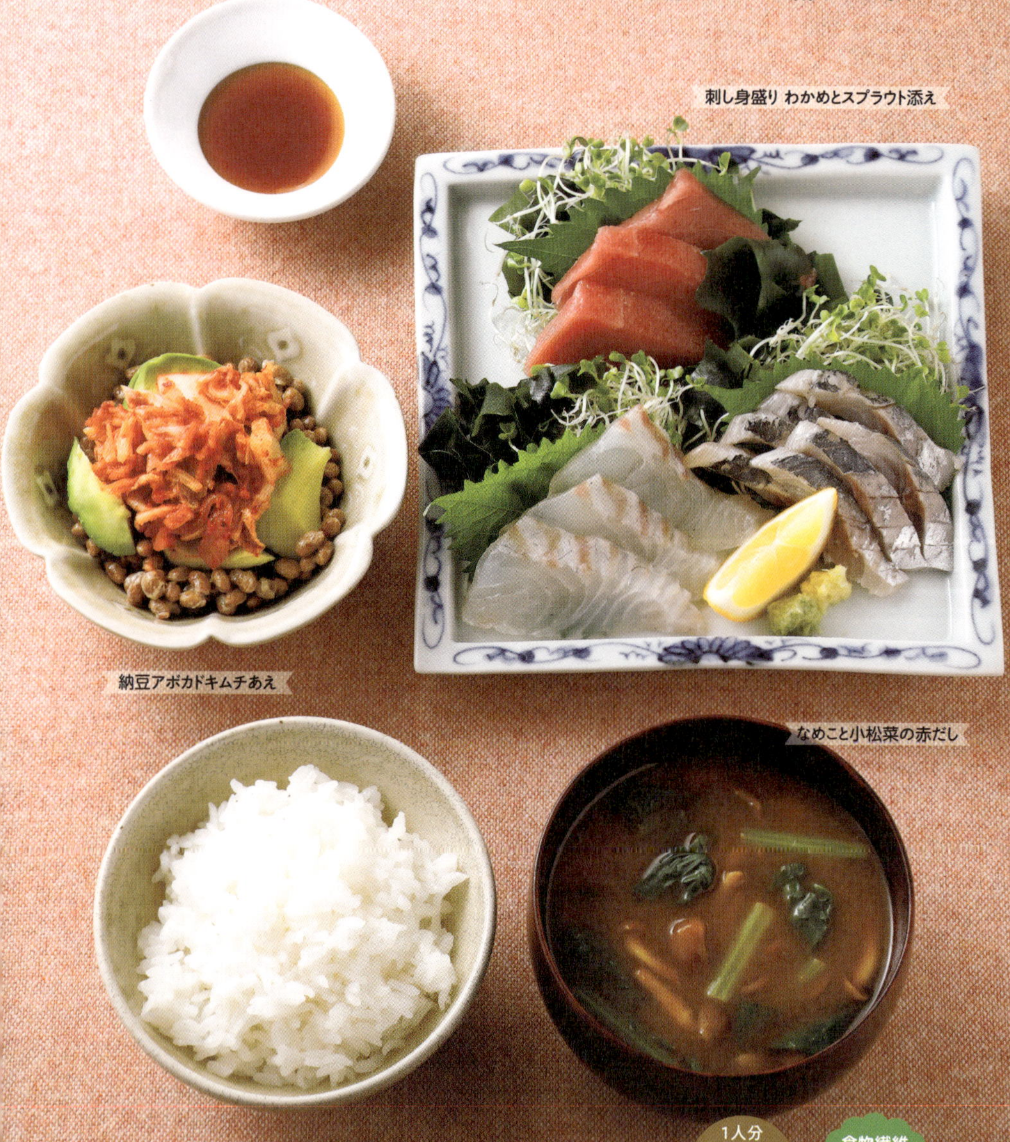
刺し身盛り わかめとスプラウト添え
納豆アボカドキムチあえ
なめこと小松菜の赤だし
精白米ごはん

1人分
636kcal
塩分
3.3g

食物繊維
12.8g
1食分

あえるだけで簡単。食物繊維もたっぷり!

納豆アボカドキムチあえ

加熱なし → 混ぜる

1人分221kcal ｜ 塩分0.9g

材料／2人分

納豆……2パック(90g)
アボカド……小1個(120g)
キムチ……80g

作り方

1 キムチは大きければ食べやすく切る。納豆は器に盛る。
2 アボカドは半分に切って種を除き、スプーンですくって納豆にのせる。
3 キムチをのせ、よく混ぜて食べる。

火の通りやすい食材を汁物に

なめこと小松菜の赤だし

煮る

1人分36kcal ｜ 塩分1.1g

材料／2人分

なめこ……80g
小松菜……100g
だし……1½カップ
赤みそ(豆みそ)※……大さじ1
※なければ好みのみそでよい。

作り方

1 なめこは水でさっと洗う。小松菜は根元を除いて2cm長さに切る。
2 なべにだしを入れて火にかけ、煮立ったらなめこ、小松菜、赤みそを入れてひと煮する。

精白米ごはん(1人分)……150g

1人分252kcal ｜ 塩分0g

つまで食物繊維量アップ

刺し身盛り
わかめとスプラウト添え

加熱なし

1人分127kcal ｜ 塩分1.3g

材料／2人分

刺し身盛り合わせ
　(マグロ、アジ、タイなど)……150g
カットわかめ……大さじ3(乾6g)
ブロッコリースプラウト……50g
青じそ……適量
［しょうゆ……小さじ2
　だし……小さじ2］
レモン・わさび・おろししょうが……各適量

作り方

1 つまを作る。わかめは水でもどし、水けを絞る。スプラウトは根元を切り除いてさっと洗う。
2 刺し身とわかめ、スプラウト、青じそを器に盛り合わせる。
3 しょうゆをだしで割り、レモン、薬味とともに添える。

●レモンを搾ってわかめや白身魚の刺し身にふりかけ、だしじょうゆにつけて食べる。

時短&栄養ポイント

主菜は盛りつけるだけで完成。ただし、つまは海藻やスプラウトなど食物繊維をしっかりとれるものがおすすめ。

アボカドは食物繊維を多く含む果実です。加熱せずにそのまま食べられるので手軽。納豆も同じく、手間いらずの便利な食材です。

牛肉と春菊のさっといため定食

汁物を省いて時短！　とにかく手早く作りたいなら、品数を減らすことが近道です。

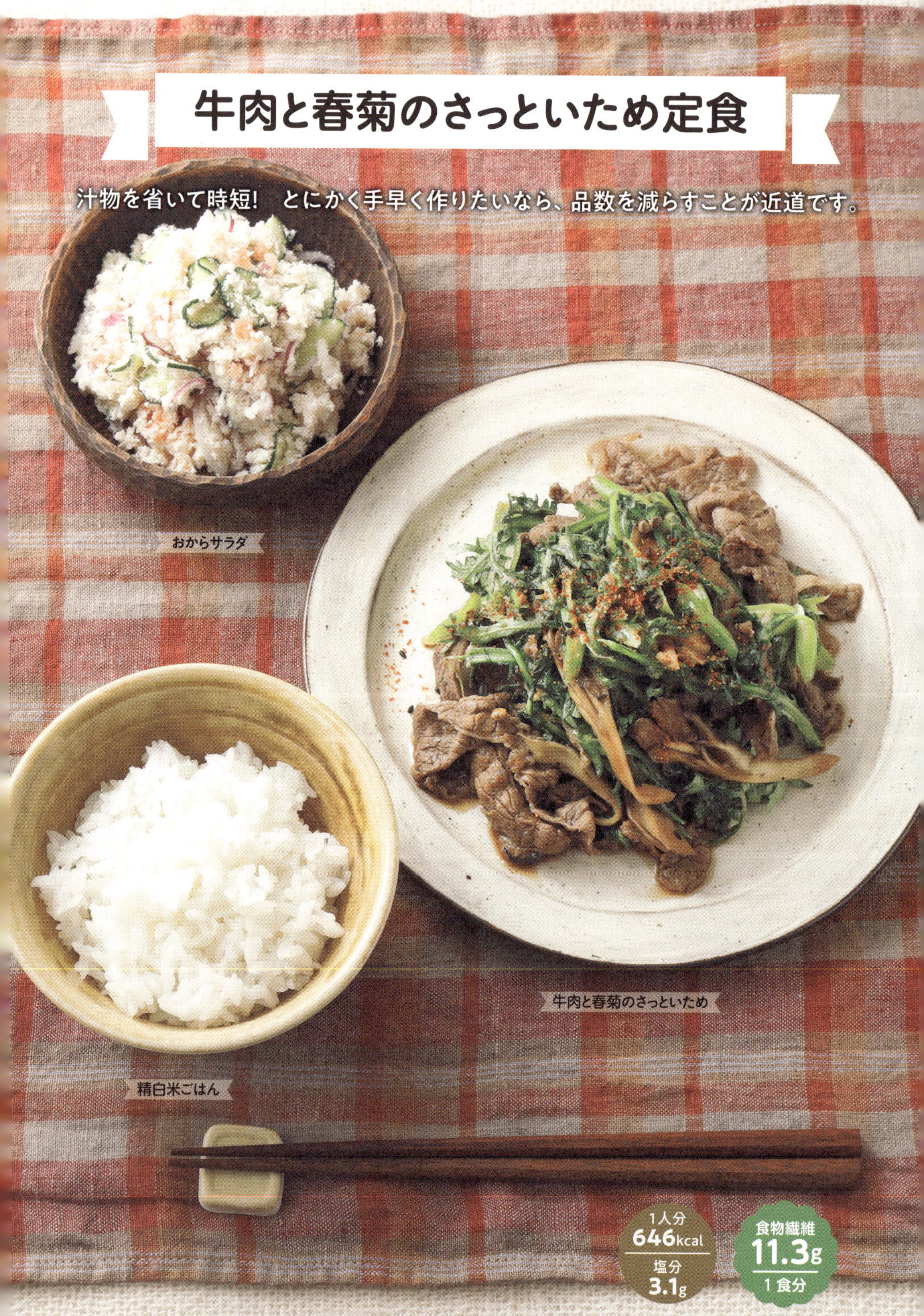

おからサラダ

牛肉と春菊のさっといため

精白米ごはん

1人分
646kcal
塩分
3.1g

食物繊維
11.3g
1食分

ポテサラより簡単で、食物繊維たっぷり!

おからサラダ

加熱なし → あえる

1人分164kcal｜塩分1.5g

材料／2人分

生おから	100g
きゅうり	1本（100g）
紫玉ねぎ（普通の玉ねぎでもよい）	¼個（50g）
塩	少量
タラコ（ほぐす）	大さじ1½
a マヨネーズ	大さじ1½
a 牛乳	大さじ2
酢	大さじ½
塩	少量

作り方

1 きゅうりは薄い輪切りに、玉ねぎは繊維に沿って薄切りにする。ボールに入れ、塩を加えてもみ、しんなりとなったら水けを絞る。
2 1におからとタラコ、aを加えてあえ、酢と塩で味をととのえる。

精白米ごはん（1人分）……150g

1人分252kcal｜塩分0g

春菊は余熱で火を通すだけ

牛肉と春菊のさっといため

いためる

1人分230kcal｜塩分1.6g

材料／2人分

牛切り落とし肉（ももなど）	150g
春菊	1束（200g）
まいたけ（ほぐす）	½パック（50g）
ごま油	大さじ½
a しょうゆ	大さじ1
a 砂糖	小さじ2
七味とうがらし	適量

作り方

1 春菊は茎と葉に分け、茎は斜め薄切りにし、葉はざくざくと切る。
2 フライパンにごま油を中火で熱し、牛肉とまいたけを焼きつけるようにいためる。
3 肉の色が変わったらaを加えていため、全体になじんだら火を消し、春菊を加えてさっと混ぜ、余熱で火を通す。器に盛り、七味をふる。

時短&栄養ポイント

汁物がなくても食べごたえ充分、必要な栄養素がしっかりとれる献立です。

主菜は、火の通りが早いきのこと春菊を使ったいため物。副菜のおからサラダは火を使いません。

おからは食物繊維たっぷり食材。煮物のイメージが強いですが、そのままサラダにもできます。

豚肉とキャベツの蒸し煮定食

キャベツをたっぷり食べられるのは、
「蒸し煮」調理と、パンチの効いたつけだれのおかげ。

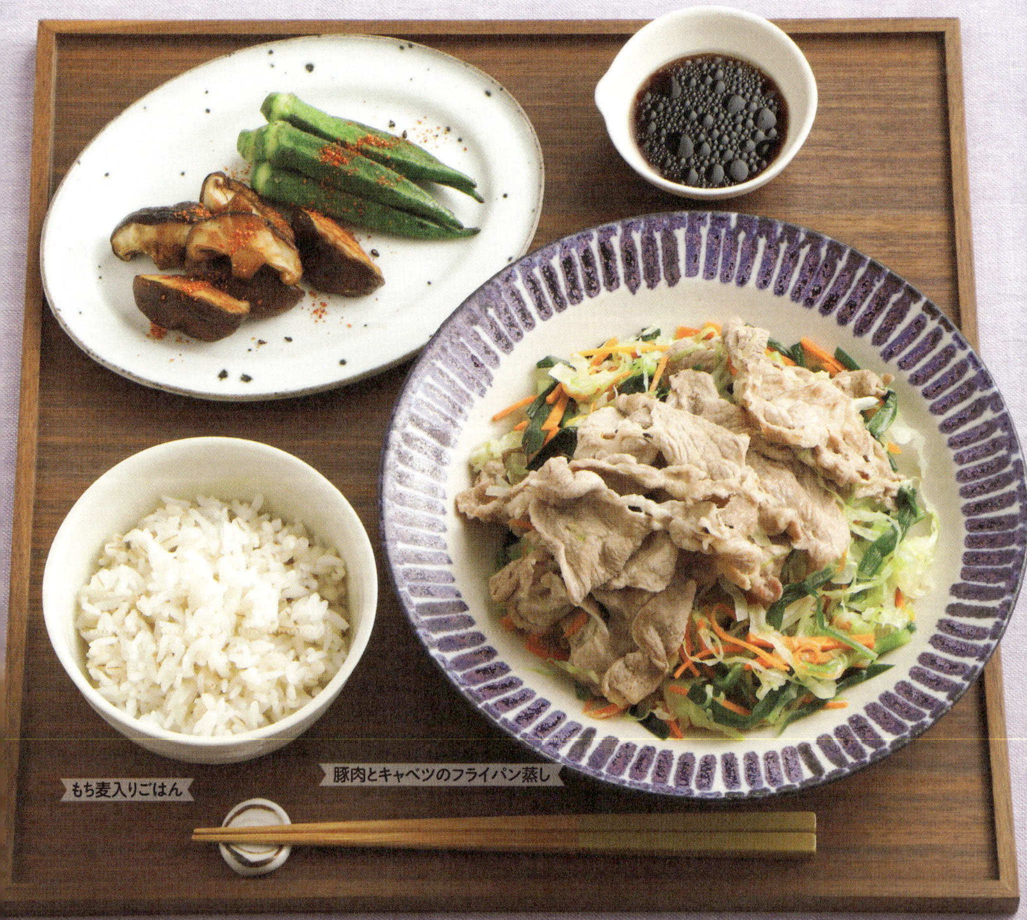
しいたけとオクラの七味焼き
もち麦入りごはん
豚肉とキャベツのフライパン蒸し

1人分
636kcal
塩分
3.6g

食物繊維
12.6g
1食分

風味豊かで食感も絶妙

しいたけとオクラの七味焼き

焼く

1人分44kcal | 塩分0.8g

材料／2人分

生しいたけ……6枚（100g）
オクラ……8本（100g）
サラダ油……小さじ1
塩……小さじ⅓
七味とうがらし……少量

作り方

1 しいたけは石づきを除き、半分に切る。オクラはがくのまわりをむきとる。
2 小さいフライパンに油を熱して**1**を入れ、弱めの中火でこんがりと焼く。塩で味をととのえ、器に盛って七味とうがらしをふる。

もち麦入りごはん※（1人分）……150g

※精白米：もち麦＝3：1で炊いたもの。

1人分233kcal | 塩分0g

にんにく入りのたれがあとを引く

豚肉とキャベツのフライパン蒸し

7〜8分
蒸し煮

1人分359kcal | 塩分2.8g

材料／2人分

豚しゃぶしゃぶ用肉（肩やももなど）……200g
酒……大さじ1
キャベツ……400g
にんじん……50g
にら……1束（100g）
a
めんつゆ（3倍濃縮タイプ）……大さじ3
にんにくおろし……小さじ1
ごま油……小さじ⅕
酢……小さじ½

作り方

1 豚肉に酒をふる。キャベツとにんじんはせん切りに、にらは5cm長さに切る。
2 フライパンに**1**の野菜を入れ、豚肉を広げて並べ、水大さじ3を加える。
3 ふたをして弱めの中火で7〜8分、蒸し煮にする。
4 **a**のたれを混ぜて添える。

時短&栄養ポイント

蒸し煮にすると、かさが減るので野菜がたっぷり食べられます。煮汁がない分、塩分をとりすぎる心配もありません。

副菜のしいたけとオクラの七味焼きは、豚肉とキャベツのフライパン蒸しを作っている間にパパッと完成。食物繊維がしっかりとれる組み合わせです。

ちゃんこ汁定食

主菜と兼ねた汁物で品数を減らすのも、時短で献立を整える一つの方法です。

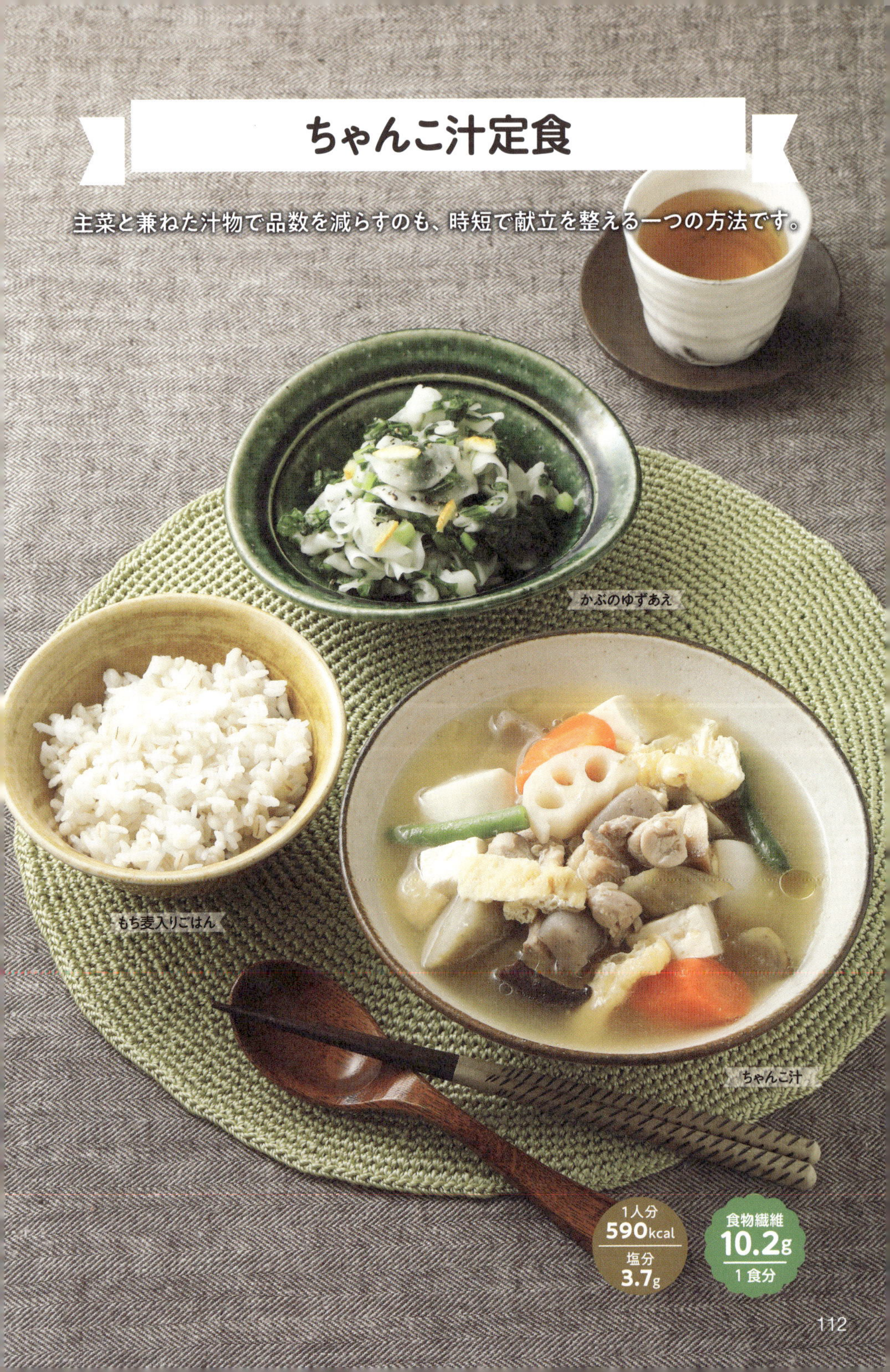

かぶのゆずあえ

もち麦入りごはん

ちゃんこ汁

1人分 590kcal
塩分 3.7g

食物繊維 10.2g 1食分

かぶの葉もしっかり食べたい

かぶのゆずあえ

加熱なし → あえる

1人分27kcal ｜ 塩分0.9g

材料／2人分

かぶ	2個（根160g＋葉70g）
塩	小さじ½
ゆず果汁（レモン果汁でもよい）	大さじ1
あらびき黒こしょう	適量
塩	少量
ゆずの皮（あれば）	適量

作り方

1 かぶの根は皮をむいて薄切りにし、葉は1㎝長さに切る。ボールに入れ、塩を加えてもみ、5分おいてから水けを絞る。

2 ゆず果汁とこしょうを加えてあえ、塩で味をととのえる。器に盛り、刻んだゆずの皮を散らす。

もち麦入りごはん※2（1人分）…… 150g

※2 精白米：もち麦＝3：1で炊いたもの。

1人分233kcal ｜ 塩分0g

時短&栄養ポイント

汁物にたんぱく質（肉）を入れて具だくさんな料理にすれば、別に主菜を作る手間が省けます。

食物繊維が豊富でも、下ごしらえがめんどうな根菜。最近、品ぞろえが充実している冷凍食材の野菜ミックスを使うと便利です。こんにゃくもアク抜きずみのものを選んで時短。

市販の冷凍食材を使って時短！

ちゃんこ汁

いためる → 10分 煮る

1人分330kcal ｜ 塩分2.8g

材料／2人分

鶏もも肉（皮なし）	1枚（200g）
しょうゆ・酒	各小さじ½
油揚げ	1枚（20g）
こんにゃく（アク抜きずみ）	100g
もめん豆腐	⅓丁（100g）
冷凍野菜ミックス※1	200g
ごま油	大さじ½
水	3カップ
みそ	大さじ2½
ごま油	少量

※1 里芋、にんじん、れんこん、さやいんげん、しいたけ、竹の子、ごぼうの7種が入ったもの。

作り方

1 鶏肉は小さめの一口大に切り、しょうゆと酒をからめる。油揚げはぬるま湯で洗い、水けをふいて短冊切りにする。こんにゃくは食べやすい大きさにちぎる。豆腐は一口大に切る。

2 なべにごま油大さじ½を中火で熱し、鶏肉をいためる。色が変わってきたら野菜ミックスを加えていため、水、油揚げ、こんにゃくを加える。煮立ったら弱めの中火で10分煮る。

3 豆腐を加えてひと煮し、火を消してみそをとき入れる。器に盛り、ごま油少量をかける。

サケと大豆の炊き込みごはん定食

たまには火を使いたくない日もあります。
全て電気調理機器でできるお手軽献立です。

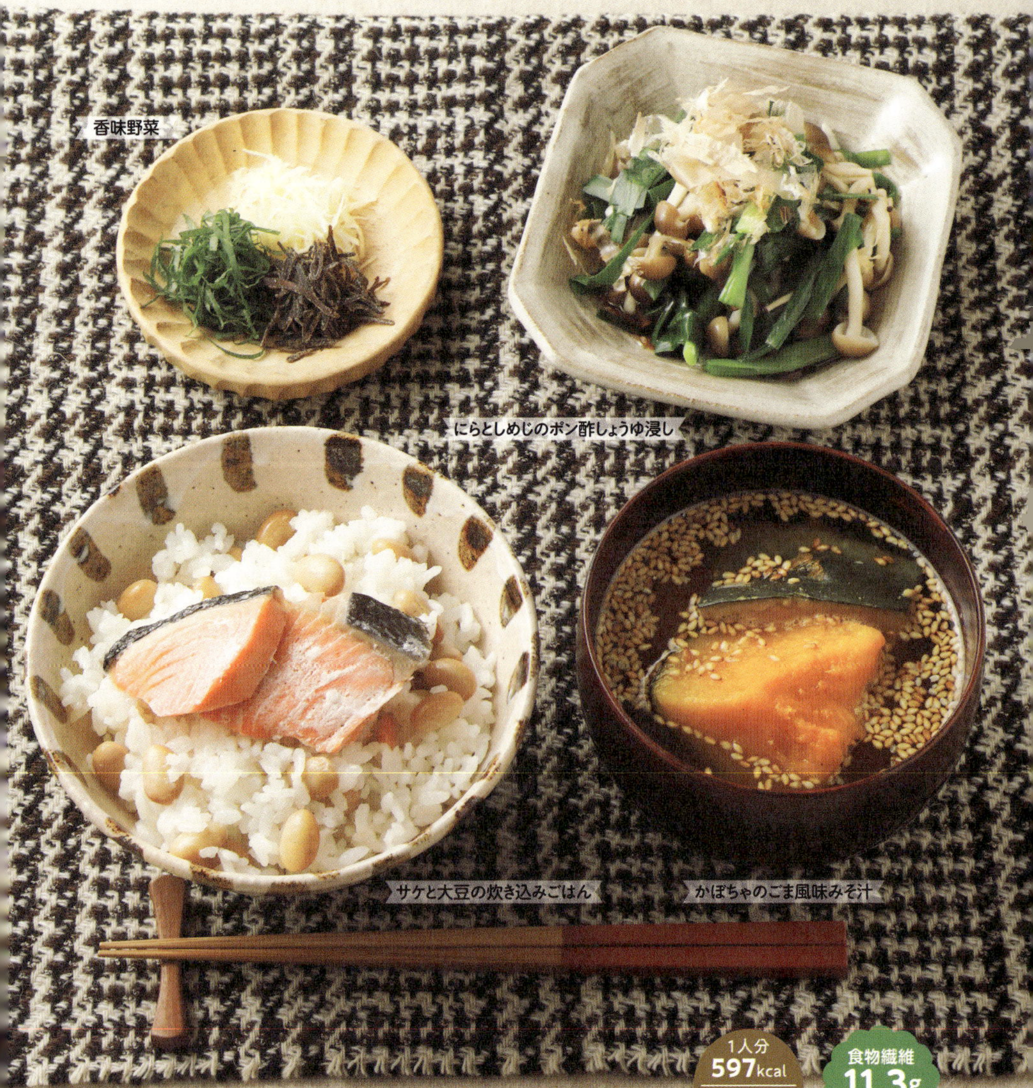
香味野菜
にらとしめじのポン酢しょうゆ浸し
サケと大豆の炊き込みごはん
かぼちゃのごま風味みそ汁

1人分
597kcal
塩分
3.4g

食物繊維
11.3g
1食分

レンジで作る簡単おひたし

にらとしめじのポン酢しょうゆ浸し

約3分 レンジ → かける

1人分27kcal | 塩分0.5g

材料／2人分

にら	1束（100g）
しめじ類	1パック（100g）
ポン酢しょうゆ（市販品）	大さじ1
削りガツオ	少量

作り方

1 にらは5cm長さに切り、しめじは石づきを除いてほぐす。

2 耐熱容器に**1**を入れてラップをかけ、電子レンジ（600W）で2分30秒～3分加熱する。あら熱がとれたら水けを絞って器に盛り、ポン酢しょうゆをかけて削りガツオをのせる。

汁物もレンジで作れる

かぼちゃのごま風味みそ汁

1分30秒 レンジ → 2～3分 レンジ

1人分101kcal | 塩分1.3g

材料／2人分

冷凍かぼちゃ	150g
だし	1½カップ
みそ	大さじ1
いり白ごま	大さじ1

作り方

1 かぼちゃは耐熱容器に入れ、ラップをかけて電子レンジ（600W）で1分30秒加熱する。

2 だしを加えて、さらに2～3分加熱する。みそをとき入れて器に盛り、ごまをふる。

主食も主菜も炊飯器におまかせ!

サケと大豆の炊き込みごはん

炊く

1人分469kcal | 塩分1.6g

材料／2人分

甘塩ザケ	大1切れ（120g）
蒸し大豆（市販品）	75g
精白米	1合
酒	大さじ½
●香味野菜	
しょうが（せん切り）・青じそ（せん切り）	各適量
塩こんぶ	3g

作り方

1 米は洗って炊飯器の内釜に入れる。水を1合の目盛りまで加えてから、大さじ½分を除く。大豆、サケをのせて酒をふり、普通に炊く（炊き込みごはんモードがあれば使うとよい）。

2 サケをとり出して一口大に切る。ごはんを混ぜて器に盛り、サケをのせる。香味野菜と塩こんぶを添える。

時短&栄養ポイント

ごはんを炊くときに甘塩サケを炊飯器に入れて、主食兼主菜に。蒸し大豆も入れて食物繊維もたっぷりです。

副菜と汁物も火を使わずに電子レンジで完成。汁物には、火の通りが早い冷凍食材のかぼちゃを使います。

エネルギー摂取量の目安

エネルギー摂取量の目安を算出する

1日に必要なエネルギー摂取量は人によって異なりますが、下記の算出方法によって目安がわかります。あくまでも目安ですので、糖尿病の人はかならず医師の指示に従ってください。

1 標準体重を求める

身長 ［　　］m × 身長 ［　　］m ×22 ＝ 標準体重 ［　　］kg

2 1日のエネルギー摂取量を求める

標準体重 ［　　］kg × 身体活動量 ［　　］kcal ＝ エネルギー摂取量 ［　　］kcal

↑

身体活動量は、日常生活の運動強度によって異なるので、下の表から自分に当てはまる強度の数値を入れて算出する。

●身体活動量の目安

運動強度	軽め	普通	重め
職種	デスクワークが多い	立ち仕事や外回りが多い	力仕事が多い
身体活動量	25～30kcal	30～35kcal	35～40kcal

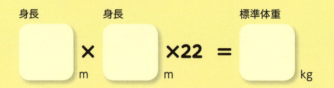

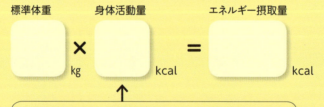

例1）160㎝・事務職の場合

1 ［ 身長 1.6 m × 身長 1.6 m ×22 = 標準体重 56.32 kg

2 ［ 標準体重 56.32 kg × 区分・軽め 30 kcal = エネルギー摂取量 1689.6 kcal ⇨ エネルギー摂取量 約1700 kcal

例2）170㎝・営業職の場合

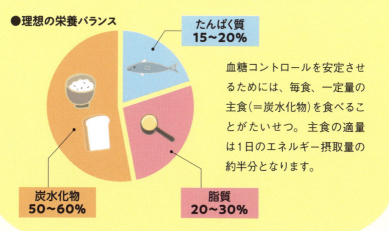

1 ［ 身長 1.7 m × 身長 1.7 m ×22 = 標準体重 63.58 kg

2 ［ 標準体重 63.58 kg × 区分・普通 35 kcal = エネルギー摂取量 2225.3 kcal ⇨ エネルギー摂取量 約2200 kcal

「栄養バランスがいい」とは？

1日のエネルギー摂取量を100％としたときに、たんぱく質は15〜20％、脂質は20〜30％、炭水化物は50〜60％が理想の栄養バランスの目安です。

●理想の栄養バランス

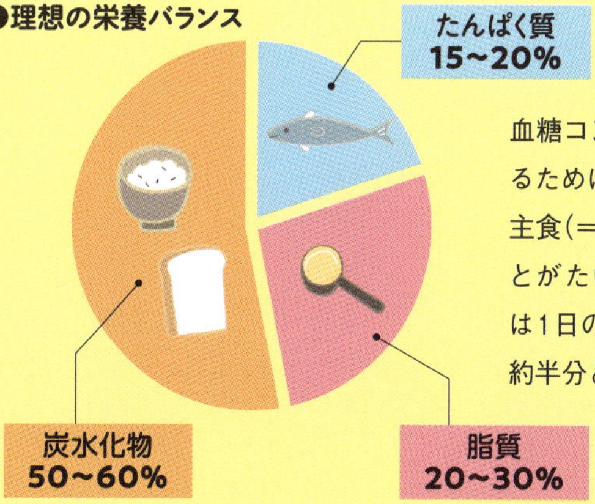

血糖コントロールを安定させるためには、毎食、一定量の主食（＝炭水化物）を食べることがたいせつ。主食の適量は1日のエネルギー摂取量の約半分となります。

四群点数法

　四群点数法とは、すべての食品を栄養学的な特徴から4つのグループ（食品群）に分け、それぞれのグループから偏りなく食品を摂取することで栄養バランスを簡単に整えるという食事法です。

　四群点数法では80キロカロリーを1点とします。そして、1日あたりのエネルギー必要量を仮に1600キロカロリーと設定すると、1日20点が必要な点数となります。カロリーで考えるよりも、計算がぐっと簡単になります。

　そして第1群から第4群までを「3、3、3、11」と覚えます。第1群から第3群までの「3、3、3」で、1日に必要なミネラルやビタミン類などの栄養成分をほぼ確実にとることができます（左ページ）。

●各グループのおもな食品

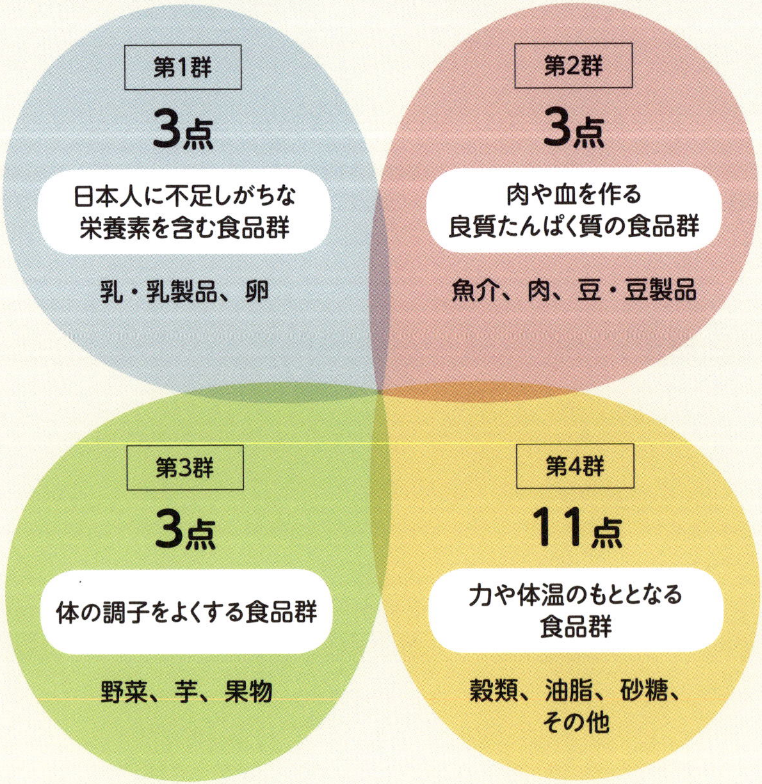

1日にとりたい点数配分表

（1日20点＝1600kcalの場合）

四群点数法についてさらにくわしく知りたいかたは、『なにをどれだけ食べたらいいの？』『食品80キロカロリーガイドブック』（いずれも女子栄養大学出版部）をごらんください。

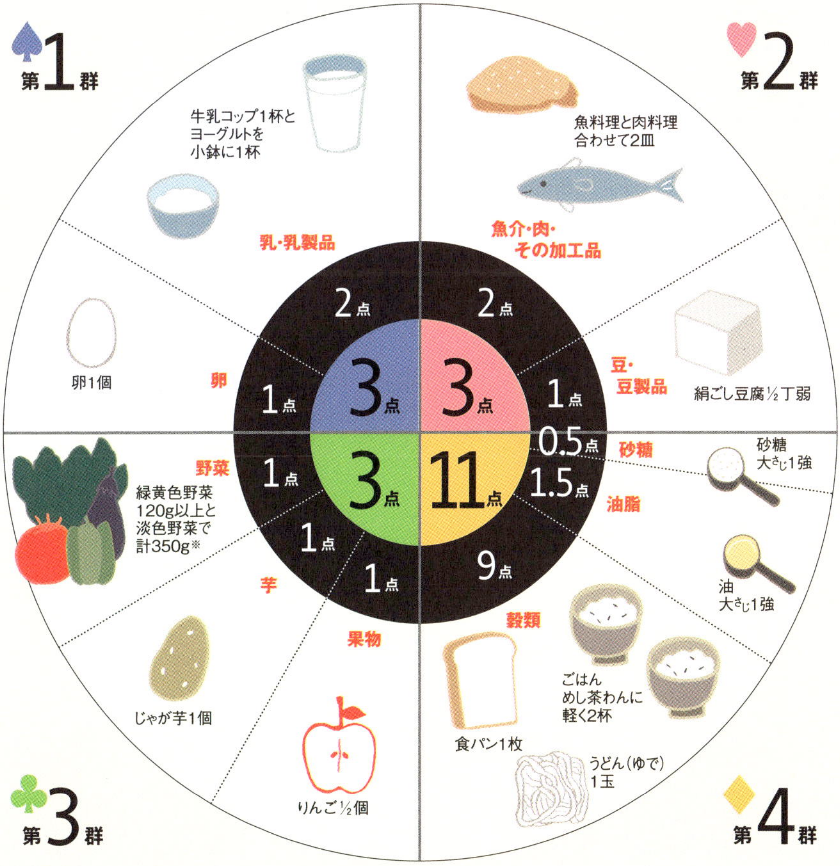

※きのこと海藻は淡色野菜に含まれる。

『なにをどれだけ食べたらいいの？』（女子栄養大学出版部）より

外食の選び方

お店で食べる外食の料理は、どうしても味つけが濃いため塩分が高くなりがち。野菜も充分な量ではないことがほとんどです。炭水化物やたんぱく質が多く、高エネルギーの傾向もあるので、メニューを選ぶときは注意が必要です。

ここでは、おもな外食メニューのカロリーと塩分を示しています。カロリーが低い料理でも、特にめん類や丼の場合は栄養バランスが偏っていることがあります。パッと見て色が少なかったり、明らかに野菜が足りないようなときは、野菜の副菜を別に注文するなど、くふうしましょう。最初から定食を選ぶのもおすすめです。

外食メニューのカロリーと塩分

数値は目安です。料理の種類や材料からエネルギーや塩分の傾向をつかんで、参考にしてください。

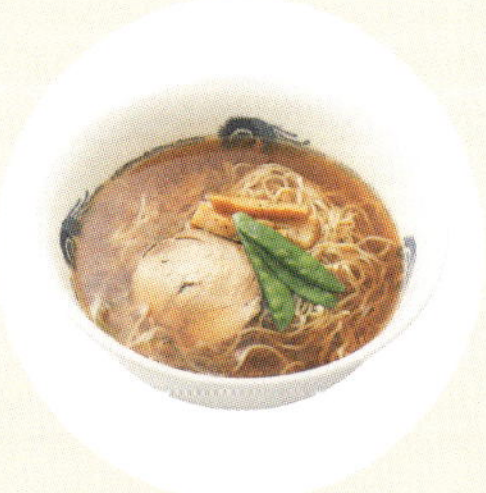

しょうゆラーメン

487kcal　塩分5.8g

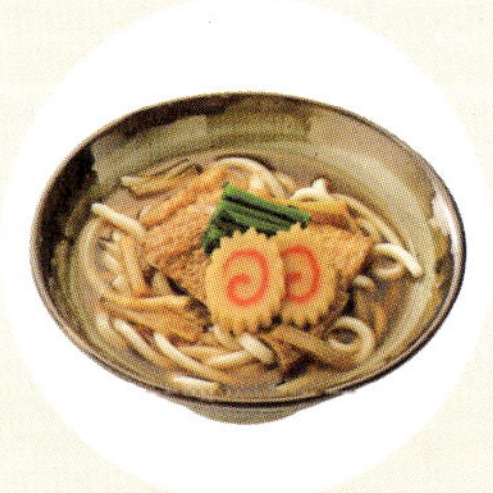

きつねうどん

394kcal　塩分5.8g

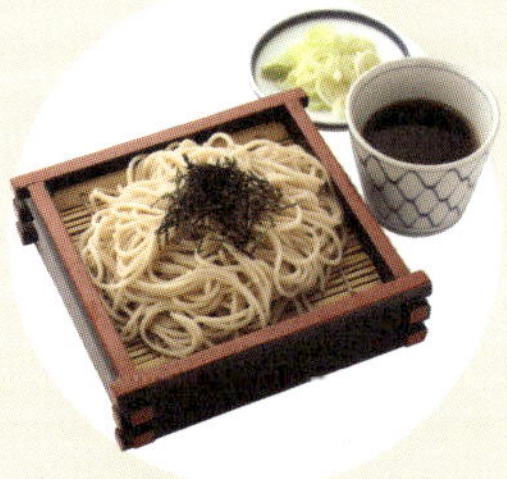

ざるそば

284kcal　塩分2.7g

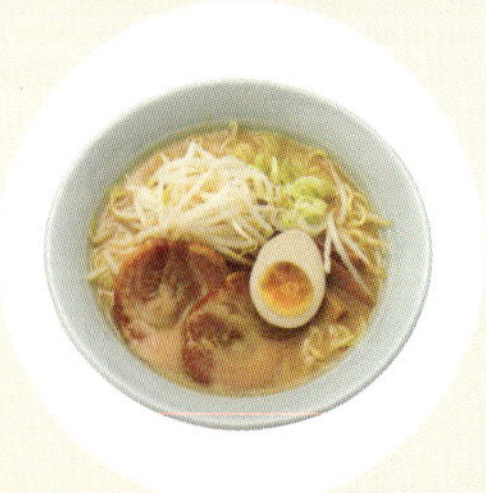

とんこつラーメン

661kcal　塩分6.3g

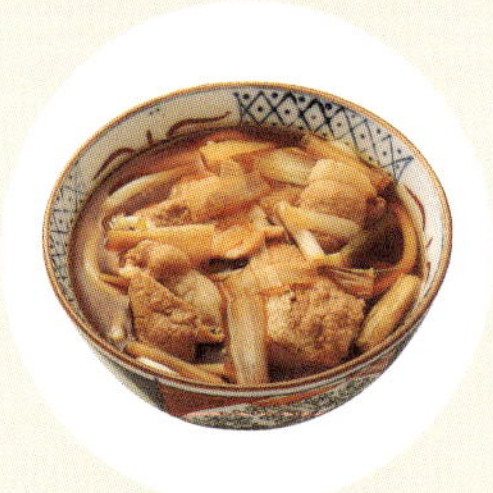

肉南蛮うどん

447kcal　塩分5.3g

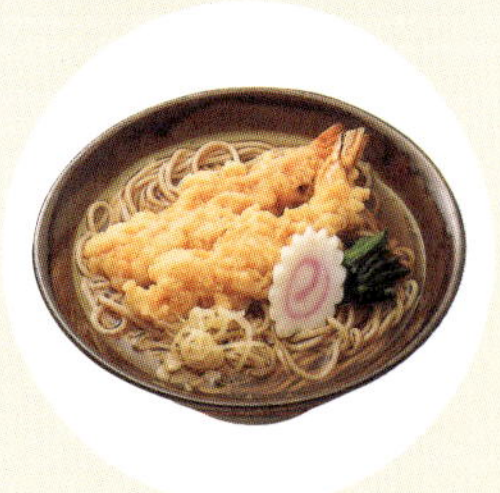

天ぷらそば

564kcal　塩分4.9g

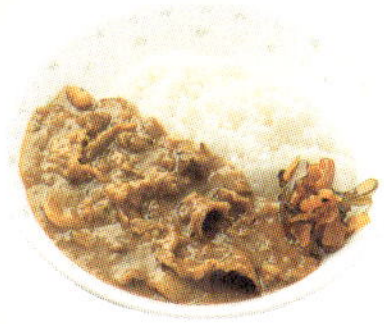

ビーフカレー

942kcal　塩分3.9g

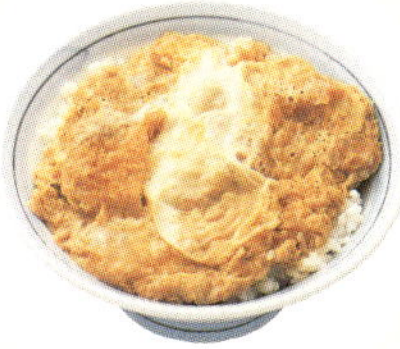

カツ丼

893kcal　塩分4.2g

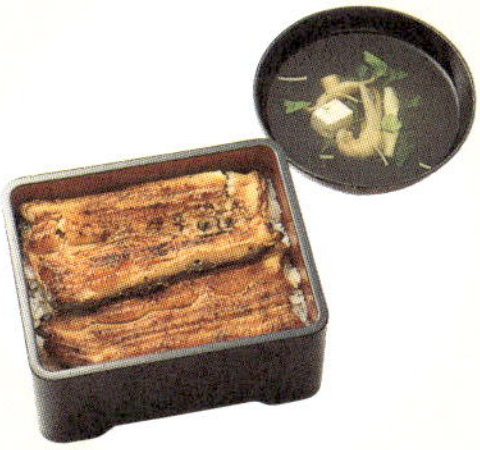

ウナ重

754kcal　塩分3.6 g

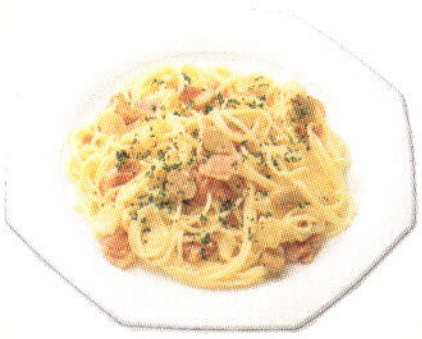

カルボナーラスパゲティ

870kcal　塩分4.8g

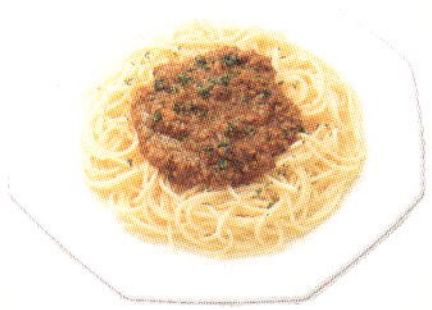

ミートソーススパゲティ

652kcal　塩分4.4g

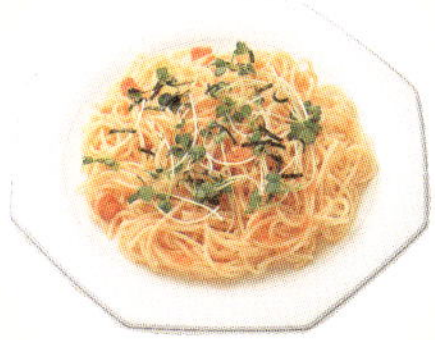

タラコスパゲティ

564kcal　塩分4.4g

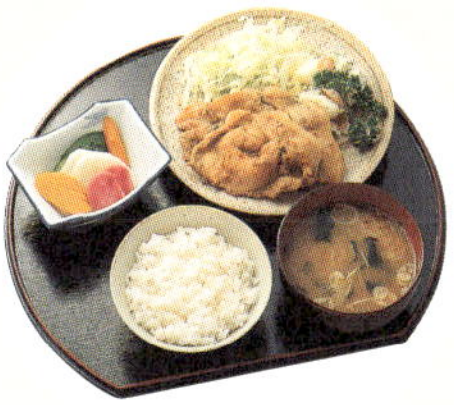

しょうが焼き定食

823kcal　塩分5.7g

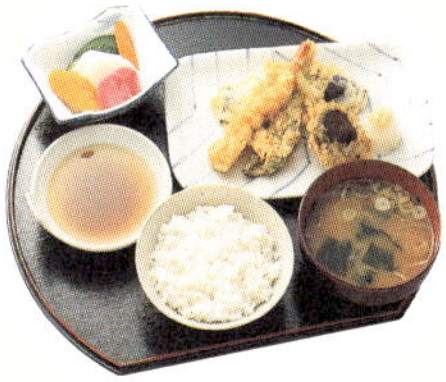

天ぷら定食

772kcal　塩分5.9g

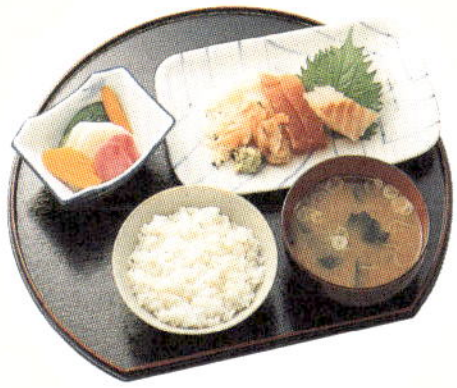

刺し身定食

517kcal　塩分4.4g

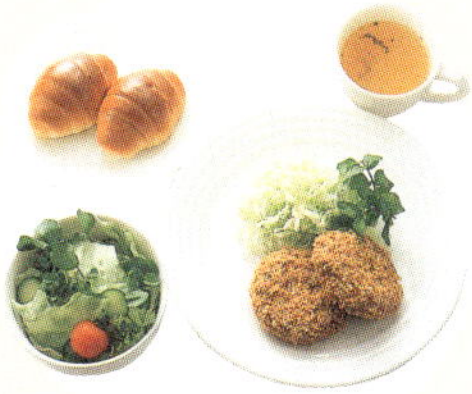

メンチカツ定食

907kcal　塩分3.1g

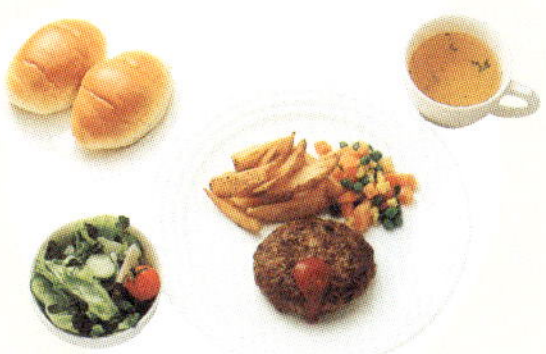

ハンバーグステーキ定食

895kcal　塩分3.7g

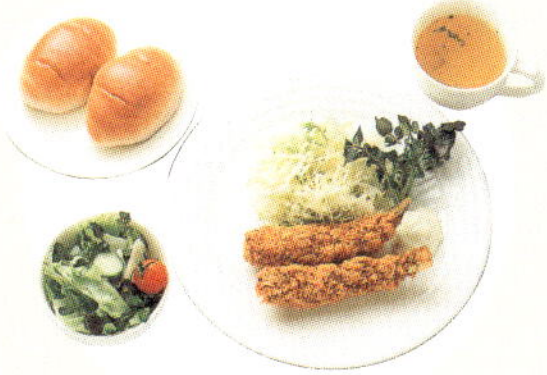

エビフライ定食

550kcal　塩分2.8g

コンビニの菓子パン・菓子のカロリー

実際の数値は商品によって異なります。目安として参考にしてください。

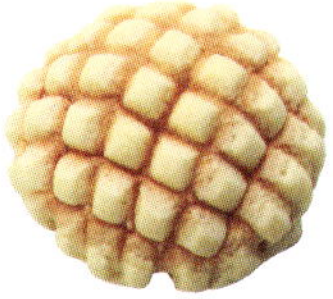

メロンパン

401kcal

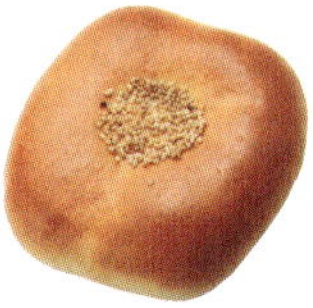

つぶあんパン

334kcal

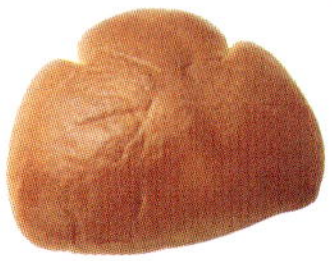

クリームパン

320kcal

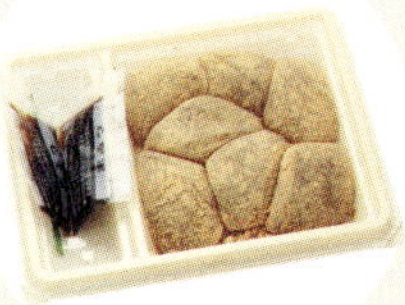

わらびもち

279kcal

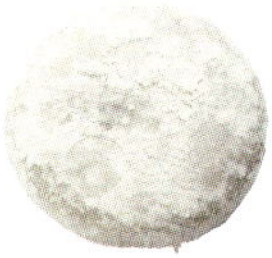

大福

256kcal

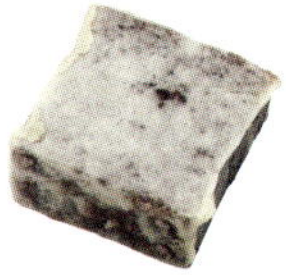

きんつば

145kcal

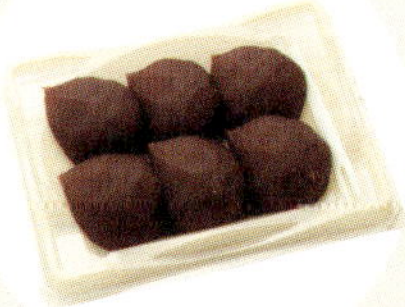

あんころもち1パック

426kcal

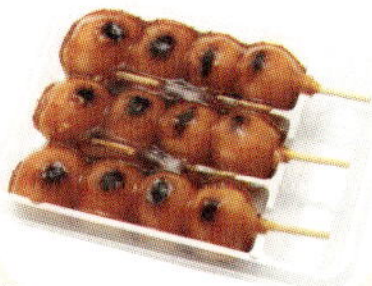

みたらし団子1パック

355kcal

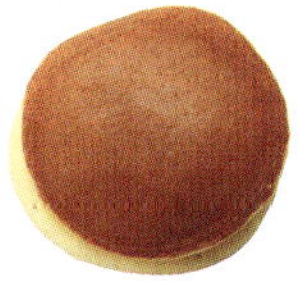

どら焼き

218kcal

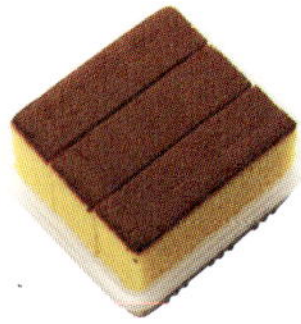

カステラ1パック

424kcal

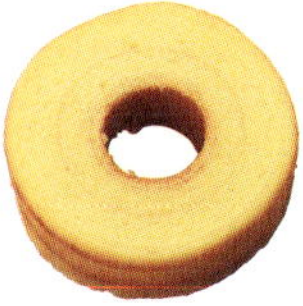

バウムクーヘン

251kcal

甘いものとのじょうずなつき合いかた

- 小さいサイズを選ぶ
- 食べる頻度を減らす
- 量を半分に減らす など

洋菓子・和菓子のカロリー

実際の数値は商品によって異なります。目安として参考にしてください。

ミルフィーユ

510kcal

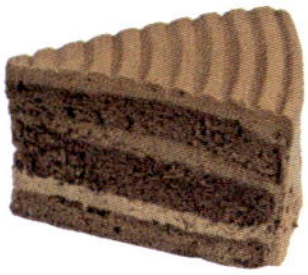

チョコレートケーキ

450kcal

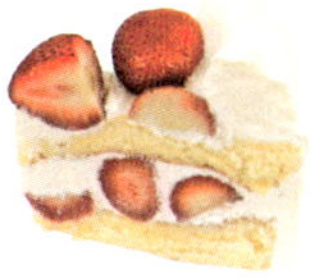

ショートケーキ

446kcal

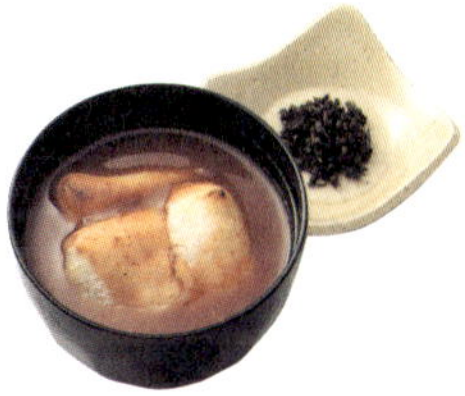

おしるこ

342kcal

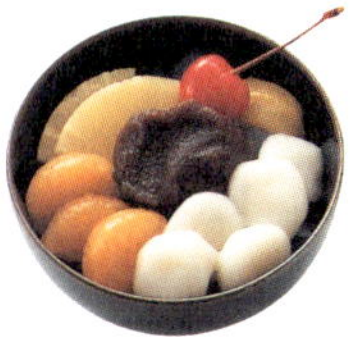

白玉あんみつ

272kcal

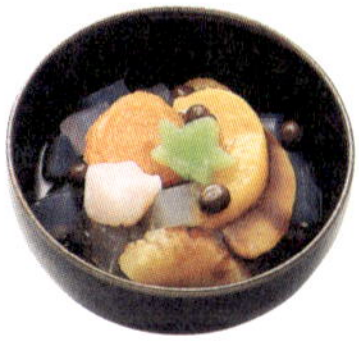

みつ豆

186kcal

お酒のカロリー

数値は目安です。右からカロリーの低い順番に並んでいます。

種類	容量	カロリー
ウーロンハイ	350mℓ	**103kcal**
ハイボール	350mℓ	**119kcal**
ビール	300mℓ	**121kcal**
ジントニック	200mℓ	**148kcal**
カンパリオレンジ	200mℓ	**170kcal**
日本酒	180mℓ	**196kcal**

種類	容量	カロリー
マッコリ	150mℓ	**63kcal**
紹興酒	50mℓ	**64kcal**
泡盛(25度)	50mℓ	**72kcal**
ワイン	100mℓ	**73kcal**
梅酒ロック	50mℓ	**78kcal**
カシスソーダ	200mℓ	**100kcal**

●P.120～123のデータは『外食・コンビニ・惣菜のミニガイド』(女子栄養大学出版部)による

栄養成分値一覧

「日本食品標準成分表2015年版(七訂)」(文部科学省)に基づいています。
同書に記載がない食品は、それに近い食品(代用品)の数値で算出しました。

- 特に記載がない場合は1人分(1回分)あたりの成分値です。
- 市販品は、メーカーから公表された成分値のみ合計しています。
- レシピの分量に幅がある場合は少ないほうの分量で算出しました。
- 数値の合計の多少の相違は計算上の端数処理によるものです。

章	ページ	料理名	エネルギー(kcal)	たんぱく質(g)	脂質(g)	炭水化物(g)	食物繊維総量(g)	食塩相当量(g)
2章	28	ほうれん草のイタリアン浸し	20	1.8	0.7	2.3	1.9	0.3
	28	青梗菜のナンプラーいため	44	1.6	3.2	2.6	1.4	0.9
	29	小松菜のチーズ&黒こしょうあえ	22	2.2	0.7	2.5	1.7	0.5
	29	オクラのおかかマヨネーズあえ	49	2.2	3.0	4.2	3.0	0.3
	30	ブロッコリーとミックスビーンズのサラダ	141	7.6	5.2	14.6	7.4	1.2
	30	ブロッコリーのチーズいため	70	3.9	5.0	3.8	3.1	0.1
	31	ブロッコリーのじゃこあえ	51	5.0	2.6	3.5	2.9	1.0
	31	にんじんとしらたきのきんぴら	92	3.7	5.6	9.0	3.0	0.9
	32	トマトと青じその中国風サラダ	47	0.9	3.1	4.2	0.9	0.7
	32	ミニトマトのごまあえ	21	0.7	0.8	3.2	0.7	0.1
	33	じゃこピーマン	92	3.1	4.4	10.6	2.3	0.9
	33	カラフルピーマンのカレー風味きんぴら	55	0.7	4.1	4.6	0.8	0.4
	34	キャベツの梅あえ	65	2.4	3.2	6.8	1.6	1.0
	34	キャベツの榨菜しょうゆがけ	35	1.5	1.4	5.3	1.9	1.1
	35	もやしの梅おかかあえ	19	2.5	0.2	3.0	1.4	0.7
	35	スライス玉ねぎと油揚げの二杯酢	40	1.9	1.8	3.8	0.8	0.9
	36	きゅうりともずくの酢の物	24	0.8	0.1	5.8	0.9	0.8
	36	たたききゅうりの梅じゃこあえ	11	1.1	0.2	1.7	0.7	0.5
	37	なすのナムル	55	1.2	3.9	4.4	1.8	0.4
	37	揚げ焼きなすのおろし玉ねぎポン酢がけ	112	1.1	9.9	4.8	1.7	0.6

章	ページ	料理名	エネルギー (kcal)	たんぱく質 (g)	脂質 (g)	炭水化物 (g)	食物繊維総量(g)	食塩相当量(g)
	38	かぶのチーズサラダ	42	1.2	2.5	3.7	1.1	0.6
	38	かぶのとろろこんぶのせ	25	1.4	0.1	5.9	2.6	0.3
	39	大根とにんじんと油揚げの煮なます	59	2.5	2.7	6.5	1.8	0.5
	39	白菜のごましょうゆがけ	38	1.8	1.2	5.8	1.8	0.9
	40	ミックスきのこのレンジ蒸し	51	3.7	2.1	10.4	4.7	0.5
	40	しめじともやしのマリネ	86	2.5	6.4	6.8	2.9	0.8
	41	エリンギのオイスターソース煮	31	3.5	0.9	7.3	3.5	0.7
	41	えのきたけのポン酢しょうゆ煮	25	2.8	0.2	7.7	3.5	0.6
3章	44	キャベツのカレー塩もみ	22	1.1	0.3	4.7	1.7	0.6
	45	大根のゆずなます	30	0.5	0.1	7.4	1.7	0.2
	46	切り干し大根のしょうゆいため	117	1.9	5.2	13.7	2.7	1.1
	47	切り干し大根のナムル	76	1.9	3.5	10.1	3.3	0.5
	48	ひじきと彩り野菜のサラダ	140	4.6	7.9	14.5	6.3	1.3
	49	ミックスきのこいための甘みそあえ	62	3.0	3.2	7.9	3.3	0.9
	50	れんこんの甘酢漬け	37	1.0	0.1	8.5	1.0	0.2
	51	根菜の中国風きんぴら	69	1.7	2.1	11.3	2.4	1.1
	52	大根のカレーきんぴら	54	0.7	2.1	7.2	1.4	0.9
	53	ほうれん草となめこの煮浸し	35	3.1	0.5	6.2	3.6	0.7
	54	小松菜のタラコいり	63	5.1	3.9	2.5	1.9	0.8
	55	きのこのマスタードマリネ	69	4.3	4.1	9.2	4.8	1.2
	56	キャベツの粒マスタード煮	42	1.8	0.8	6.9	2.0	0.7
	57	ひじきとしいたけのさんしょう風味煮	21	1.1	0.2	5.4	3.1	0.7
4章	60	青菜のオイル蒸し	68	3.4	4.7	4.8	3.2	0.8
	61	青菜入りスパニッシュオムレツ	303	22.9	20.0	7.1	3.2	2.3
	61	青菜とシラスのチーズトースト	266	12.3	10.5	33.9	6.5	1.8
	62	きのこの甘酢煮	70	3.6	3.4	12.3	4.1	1.3
	63	白身魚のレンジ蒸し きのこの甘酢煮がけ	224	21.6	11.0	14.9	5.4	1.6
	63	きのこスパゲティ	460	17.1	9.9	86.6	13.9	2.3
	64	塩もみキャベツ	23	1.3	0.2	5.2	1.8	0.5

章	ページ	料理名	エネルギー(kcal)	たんぱく質(g)	脂質(g)	炭水化物(g)	食物繊維総量(g)	食塩相当量(g)
	65	塩もみキャベツのベーコンいため	212	6.5	17.8	5.9	1.8	1.3
	65	塩もみキャベツと豚肉の重ね蒸し	224	8.8	17.9	7.5	2.3	0.7
	66	塩もみ白菜	18	1.0	0.1	4.0	1.6	0.4
	67	塩もみ白菜とエビのピリ辛いため	146	11.1	6.5	9.4	2.1	0.7
	67	塩もみ白菜と豚肉のはるさめスープ	302	16.7	15.7	19.2	2.8	0.6
	68	塩ゆでブロッコリー	28	3.6	0.4	4.3	3.7	0.2
	69	塩ゆでブロッコリーとエリンギのいため煮	188	11.5	7.1	20.4	7.8	1.2
	69	塩ゆでブロッコリーのガーリック焼き	120	4.5	9.5	6.1	4.6	0.5
	70	塩ゆでほうれん草	13	1.5	0.3	2.1	1.9	0.1
	71	塩ゆでほうれん草のごまあえ	108	4.7	6.8	8.7	3.7	1.0
	71	塩ゆでほうれん草の豆乳スープ	59	4.9	2.2	5.1	1.9	1.3
5章	74	アジのワカモレ風	230	12.0	17.5	8.0	3.7	1.0
	75	イワシとミニトマトのにらみそあえ	165	14.9	9.1	5.1	1.8	1.3
	76	カジキのスープカレー	276	18.9	15.7	14.6	2.7	1.8
	77	サケのごまみそ焼き	242	19.5	12.3	14.7	3.6	1.8
	78	サバの簡単ハーブ蒸し焼き	282	16.6	18.5	12.7	3.6	1.3
	79	サワラのレンジ蒸し	173	17.4	8.0	5.5	1.6	1.4
	80	タイのレンジアクアパッツア	173	14.9	9.8	4.6	1.2	1.0
	81	ブリの甜麺醤焼き	249	18.7	16.5	4.3	1.4	0.9
	82	鶏肉と青梗菜のしょうが風味いため	208	20.3	10.3	9.2	2.8	1.7
	83	鶏ささ身のレンジ蒸し　トマト添え	158	19.5	4.8	7.5	1.7	0.7
	84	豚しゃぶとモロヘイヤのごまだれサラダ	267	16.8	18.8	8.7	4.2	0.7
	85	豚肉とねぎのしょうが焼き	235	23.5	11.5	8.7	1.9	1.9
	86	エリンギの豚肉巻き　ゆずこしょう仕立て	233	18.7	14.5	8.8	2.9	0.8
	87	豚ヒレの梅肉ソテー	158	19.6	5.1	8.4	1.7	1.1
	88	牛肉とかぶのソテー　おろし玉ねぎソース	236	17.3	13.8	8.4	2.1	1.2
	89	カラフル肉じゃが	271	14.0	11.0	27.9	3.9	1.5
	90	にら豆腐	250	16.3	16.2	9.7	2.5	1.1
	91	ふわふわ卵のせ蒸し野菜	154	9.9	9.9	6.7	2.7	1.3

章	ページ	料理名	エネルギー(kcal)	たんぱく質(g)	脂質(g)	炭水化物(g)	食物繊維総量(g)	食塩相当量(g)
6章	94	肉みそのせ青梗菜入り麦ごはん	273	9.3	5.5	44.2	2.1	1.2
	95	いり大豆とひじきの炊き込み玄米ごはん	318	8.6	3.7	61.7	4.9	0.6
	96	きのこと長芋のしぐれそば	391	17.0	2.7	81.0	10.7	2.5
	97	鶏ごぼうと焼きねぎのそば	441	26.3	5.7	70.9	6.8	3.5
	98	大根カレーうどん	314	16.8	1.2	58.3	5.0	3.2
	99	にんじんパスタ　豆乳のカルボナーラ風	440	24.8	14.8	48.5	4.4	2.2
7章	102	温玉梅ごはんの朝食【献立】	456	21.5	13.7	61.3	5.4	1.9
	103	温玉梅ごはん	303	10.1	6.1	48.7	0.5	0.7
	103	菜の花ときのこのみそ汁	133	11.1	7.6	7.3	3.9	1.3
	104	パン&ハムエッグの朝食【献立】	402	23.0	16.6	44.2	8.7	2.4
	105	ハムエッグ	222	16.1	13.6	9.8	3.3	1.4
	105	きのこのパセリスープ	26	1.7	0.3	5.6	2.1	0.4
	106	刺し身盛り定食【献立】	636	35.8	20.9	78.4	12.8	3.3
	107	刺し身盛り わかめとスプラウト添え	127	18.6	3.5	5.4	2.2	1.3
	107	納豆アボカドキムチあえ	221	10.1	15.8	12.3	7.3	0.9
	107	なめこと小松菜の赤だし	36	3.4	1.1	5.0	2.9	1.1
	108	牛肉と春菊のさっといため定食【献立】	646	30.1	23.5	76.8	11.3	3.1
	109	牛肉と春菊のさっといため	230	18.2	13.4	9.5	4.1	1.6
	109	おからサラダ	164	8.1	9.7	11.7	6.7	1.5
	110	豚肉とキャベツの蒸し煮定食【献立】	636	29.2	23.2	78.7	12.6	3.6
	111	豚肉とキャベツのフライパン蒸し	359	22.0	20.1	21.1	5.6	2.8
	111	しいたけとオクラの七味焼き	44	2.6	2.3	6.3	4.6	0.8
	112	ちゃんこ汁定食【献立】	590	34.8	17.0	74.5	10.2	3.7
	113	ちゃんこ汁	330	28.9	16.2	17.2	5.6	2.8
	113	かぶのゆずあえ	27	1.4	0.1	6.0	2.2	0.9
	114	サケと大豆の炊き込みごはん定食【献立】	597	31.7	13.9	86.7	11.3	3.4
	115	サケと大豆の炊き込みごはん	469	24.7	11.0	64.6	4.2	1.6
	115	にらとしめじのポン酢しょうゆ浸し	27	3.3	0.5	5.2	3.2	0.5
	115	かぼちゃのごま風味みそ汁	101	3.8	2.4	16.9	4.0	1.3

監修

女子栄養大学 栄養クリニック
1968年に創設された、女子栄養大学に併設するクリニック。医師の管理のもと、管理栄養士と料理研究家が、常に最新の知見にもとづく栄養指導を研究・実践している。これまでに、3000人以上の、生活習慣病の予防・改善や、ダイエット指導などを行なっており、受講生のダイエット成功率は90%以上。リバウンドも少ないことがその後の調査で明らかになっている。所長は女子栄養大学石原 理教授（医学博士）。主任は女子栄養大学蒲池桂子教授（管理栄養士）。

STAFF

- 新規撮影分（1章と2章・7章の一部）
  料理製作　大島菊枝
  写真　柿崎真子
  スタイリング　深川あさり

- 料理製作（50音順）
  石原洋子　岩﨑啓子　牛尾理恵　大島菊枝
  大庭英子　重信初江　竹内冨貴子　豊口裕子
  藤野嘉子　ほりえさわこ　牧野直子

- 写真（50音順）
  相木 博　石川美香　今清水隆宏　丑山直樹
  柿崎真子　川上隆二　国井美奈子
  杉野真理　鈴木泰介　ナカムラユウコ
  南雲保夫　野口健志　原 ヒデトシ
  堀口隆志　松島 均　松園多聞

- 企画・構成・編集　船本麻優美
- デザイン　門松清香・杉山タカヒロ（スギヤマデザイン）
- イラスト　熊野友紀子
- 四群点数法(P.119)の図　横田洋子
- 栄養価計算　戌亥梨恵（新規撮影分および再計算分）
- 校閲　くすのき舎

＊本書は月刊『栄養と料理』2011年11月号～2018年11月号の記事に加筆・修正を加え、新たに取材した記事を合わせて構成・書籍化したものです。

作りおきシリーズ 食事療法
忙しいあなたのための
時短カンタン
糖尿病ごはん

2019年2月20日　初版第1刷発行
2024年9月1日　初版第4刷発行

監　修　女子栄養大学 栄養クリニック
発行者　香川明夫
発行所　女子栄養大学出版部
〒170-8481
東京都豊島区駒込3-24-3
電話 03-3918-5411（営業）
03-3918-5301（編集）
ホームページ　https://eiyo21.com/
印刷・製本　TOPPANクロレ株式会社

ISBN 978-4-7895-1911-3